中医适宜技术操作入门丛书

图解微针疗法

◎ 总　主　编　张伯礼

◎ 副总主编　郭　义　王金贵

◎ 主　　编　潘兴芳　陈泽林

U0206366

中国健康传媒集团

中国医药科技出版社

内 容 提 要

　　本着"看得懂、学得会、用得上"的编写原则，本书重点突出眼针、腹针、腕踝针等微针的临床操作技术及相关知识。全书图文并茂，更配以操作视频，用二维码的形式附于正文相应位置，方便实用，真正实现"看得见的操作、听得见的讲解"。适合广大针灸临床工作者、基层医师及中医爱好者参考使用。

图书在版编目（CIP）数据

　　图解微针疗法 / 潘兴芳，陈泽林主编 . —北京：中国医药科技出版社，2018.1
（中医适宜技术操作入门丛书）
　　ISBN 978-7-5067-9594-4

　　Ⅰ . ①图… 　Ⅱ . ①潘… ②陈… 　Ⅲ . ①针灸疗法 　Ⅳ . ① R245

　　中国版本图书馆 CIP 数据核字（2017）第 229895 号

本书视频音像电子出版物专用书号：

ISBN 978-7-88728-196-8

美术编辑　　陈君杞
版式设计　　也　在

出版　**中国健康传媒集团** | 中国医药科技出版社
地址　北京市海淀区文慧园北路甲 22 号
邮编　100082
电话　发行：010 – 62227427　　邮购：010 – 62236938
网址　www.cmstp.com
规格　710 × 1000mm ¹/₁₆
印张　12
字数　158 千字
版次　2018 年 1 月第 1 版
印次　2022 年 11 月第 3 次印刷
印刷　北京盛通印刷股份有限公司
经销　全国各地新华书店
书号　ISBN 978-7-5067-9594-4
定价　**36.00 元**

获取新书信息、投稿、为图书纠错，请扫码联系我们。

王序

中医药是中国古代科学技术的瑰宝，是打开中华文明宝库的钥匙。一直以来，中医药以独特的理论、独特的技术在护佑中华民族健康中发挥着独特的作用。正如习近平总书记在全国卫生与健康大会上所强调的，中医药学是我国各族人民在长期生产、生活和同疾病做斗争中逐步形成并不断丰富发展的医学科学，是我国具有独特理论和技术方法的体系。

"千淘万漉虽辛苦，吹尽狂沙始见金。"从针刺到艾灸，从贴敷到推拿，从刮痧到拔罐，这些技术经过历史的筛选，成为中医药这个宝库中的珍宝，以其操作便捷、疗效独特、安全可靠受到历代医家的青睐，并深深地融入人民群众的日常生活中。这些独特的技术不仅成为中医药独特的标识基因，更成为人民群众养生保健、疗病祛疾的重要选择。

党的十八大以来，以习近平同志为核心的党中央把中医药提升到国家战略高度、作为建设健康中国的重要内容，提出了一系列振兴发展中医药的新思想、新论断、新要求，谋划和推进了一系列事关中医药发展的重大举措，出台了《中华人民共和国中医药法》，印发了《中医药发展战略规划纲要（2016—2030 年）》，建立了国务院中医药工作部际联席会议制度，发表了《中国的中医药》白皮书，推动中医药从认识到实践的全局性、深层次的变化。

刚刚胜利闭幕的党的十九大，作出了"坚持中西医并重，传承发展中医药事业"的重大部署，充分体现了以习近平同志为核心的党中央对中医药工作的高度重视和亲切关怀。这为我们在新时代推进中医药振兴发展提供了遵循、指明了方向。

习近平总书记指出，坚持中西医并重，推动中医药与西医药协调发展、相互补充，是我国卫生与健康事业的显著优势。近年来，我们始终坚持以人民为中心的发展思想，按照深化医改"保基本、强基层、建机制"的要求，在基层建立中医馆、国医堂，大力推广中医适宜技术，提升基层中医药服务能力。截至2016年底，97.5%的社区卫生服务中心、94.3%的乡镇卫生院、83.3%的社区卫生服务站和62.8%的村卫生室能够提供中医药服务。"十三五"以来，我们启动实施了基层中医药服务能力提升工程"十三五"行动计划，把大力推广中医适宜技术作为工作重点，并提出了新的更高的要求。

在世界中医药学会联合会中医适宜技术评价与推广委员会、中国健康传媒集团和天津中医药大学的大力支持下，张伯礼院士、郭义教授组织专家对21种中医适宜技术进行了系统梳理，包括拔罐疗法、推拿罐疗法、皮肤针疗法、火针疗法、刮痧疗法、耳针疗法、电针疗法、水针疗法、微针疗法、皮内针疗法、子午流注针法、刺络放血疗法、穴位贴敷疗法、穴位埋线疗法、艾灸疗法、自我康复推拿、小儿推拿、推拿功法、伤科病推拿、内科病推拿、食养食疗法，从基础理论、技法介绍、临床应用等方面详细加以阐述，编纂成《中医适宜技术操作入门丛书》。该丛书理论性、实用性、指导性都很强，语言通俗，图文并茂，还配有操作视频，适合基层医务工作者和中医爱好者学习使用。

希望这套丛书能够让中医适宜技术"飞入寻常百姓家"，更好地造福人民群众健康，为健康中国建设作出贡献。

国家卫生计生委副主任
国家中医药管理局局长
中华中医药学会会长
2017 年 10 月

张序

2016 年 8 月，全国卫生与健康大会在北京召开。这是新世纪以来，具有里程碑式的卫生工作会议，吹响了建设健康中国的号角。习近平总书记出席会议并发表重要讲话。他强调，没有全民健康，就没有全面小康。要把人民健康放在优先发展的战略地位，以普及健康生活、优化健康服务、完善健康保障、建设健康环境、发展健康产业为重点，加快推进健康中国建设，为用中国式办法解决世界医改难题进行了具体部署。

习近平总书记指出，在推进健康中国建设的过程中，要坚持中国特色卫生与健康发展道路。预防为主，中西医并重，推动中医药和西医药相互补充、协调发展，努力实现中医药健康养生文化的创造性转化、创新性发展。中医药要为健康中国建设贡献重要力量。

中医药学是中华民族在长期生产与生活实践中认识生命、维护健康、战胜疾病的经验总结，是中国特色卫生与健康的战略资源。广大人民群众在数千年的医疗实践中，积累了丰富的防病治病经验与方法，形成了众多有特色的中医实用适宜技术。前几十年，由于以药养医引致过度检查、过度医疗，使这些适宜技术被忽视，甚至丢失。这些技术简便验廉，既可以治病，也可以防病保健；既可以在医院使用，也可以在社区家庭应用，在健康中国的建设中大有可为，特别是对基层医疗单位具有重要的实用价值。

记得 20 世纪六七十年代有一本书，名为《赤脚医生手册》，这本深紫色塑料皮封面的手册，出版后立刻成为风靡全国的畅销书，赤脚医生几乎人手一册。从常见的感冒发热、腹泻到心脑血管疾病和癌症；从针灸技术操作、中草药到常用西药，无所不有。在长达 30 年的岁月里，《赤脚医生手册》不仅在经济不发达的缺医少药时代为我们国家培养了大量赤脚医生和基层工作人员，解决了几亿人的医疗问题，立下汗马功劳，这本书也可以说是全民健康指导手册。

编写一套类似《赤脚医生手册》的中医适宜技术丛书是我多年的夙愿。现在在医改深入进程中，恰逢其时。因此，我们组织天津中医药大学有关专家，在世界中医药学会联合会中医适宜技术评价和推广委员会、中国针灸学会刺络与拔罐专业委员会的大力协助下，在中国医药科技出版社的支持策划下，对千百年来医家用之有效、民间传之已久的一些中医适宜技术做了比较系统的整理，并结合医务工作者的长期实践经验，精心选择了 21 种中医适宜技术，编撰了这套《中医适宜技术操作入门丛书》。

丛书总体编写的原则是：看得懂，学得会，用得上。所选疗法疗效确实，安全性好，针对性强，重视操作，力求实用，配有技术操作图解，清晰明了，图文并茂，并把各技术操作方法及要点拍成视频，扫二维码即可进入学习。本丛书详细介绍了各种技术的操作要领、操作流程、适应证和注意事项，以及这些技术治疗的优势病种，使广大读者可以更直观地学习，可供各级医务工作者及广大中医爱好者选择使用。当然，书中难免会有疏漏和不当之处，敬请批评指正，以利再版修正。

中国工程院院士

天津中医药大学校长　张伯礼

中国中医科学院院长

2017 年 7 月

前言

　　中医是中华民族在长期的生产与生活实践中认识生命、维护健康、战胜疾病的宝贵经验总结。广大人民群众在数千年的医疗实践中积累了丰富的防病治病的方法，从而形成了众多中医特有的实用疗法。它们是我国传统医学宝库中的一大瑰宝，也是中医学的重要组成部分。

　　为了继承和发扬这些中医特有的宝贵经验，普及广大民众的医学保健知识，满足广大民众不断增长的自我保健需求，中国医药科技出版社和世界中医药学会联合会组织有关专家，根据中医药理论，对千百年来民间传之已久、医家用之于民、经实践反复验证而使用至今的一些中医实用技术做了系统整理，并结合医务工作者们的长期实践经验，精心选择了21种中医实用疗法，编撰了这套《中医适宜技术操作入门丛书》。

　　本丛书所选疗法疗效确实，针对性强，有较高的实用价值。本着"看得懂，学得会，用得上"的原则，我们在编写过程中重视实用和操作，文中配有操作技术的图解，语言表达生动具体、清晰明了，力求做到图文并茂，并把各技术操作方法及要点拍成视频，主要阐述它们的技术要领、规程、适应证和注意事项，使广大读者可以更直观更简便地学习各种技术的具体操作流程。这些适宜技术不但能够保健治病，在关键时刻还可以救急保命，具有疗效显著、取材方便、经济实用、操作简便、不良反应少等特点，非常适合基层医疗机构推广普及，有的疗法老百姓也可以在医生的指导下用来自我治病和保健。

　　本丛书在编写过程中得到了世界中医药学会联合会和中国医药科技出版社的大力支持，中医界众多同道也提出了许多有建设性的建议和指导，由于条件有限，未能一一列出，在此我们深表谢意。由于编者水平有限，书中难免会有疏漏和不当之处，敬请批评指正。

丛书编委会

2017 年 7 月

编写说明

微针疗法是在传统中医、针灸理论的基础上，结合生物全息理论，根据人体不同部位与脏腑、经络、气血等的关系，于身体特定穴区施以针刺，用以治疗全身各种疾病的一种新的治疗方法。常用的微针疗法包括眼针疗法、腹针疗法、腕踝针疗法、耳针疗法、头皮针疗法、面针、手针、足针等，临床证明此类疗法操作简便，适应证广，疗效显著。

《图解微针疗法》作为《中医适宜技术操作入门丛书》的一部分，主要介绍眼针、腹针、腕踝针。其余的微针疗法读者可参考《中医适宜技术操作入门丛书》的其他分册。

主编潘兴芳教授主要负责眼针疗法和腹针疗法的撰写，陈泽林教授主要负责腕踝针疗法的撰写。分为基础篇、技能篇和临床篇三部分，分别介绍了眼针疗法、腹针疗法、腕踝针疗法的历史发展、理论基础、作用特点、技能操作和临床运用。

在组稿过程中，我们参考了眼针疗法创始人彭静山教授、腹针疗法创始人薄智云教授的专著，结合编者的体会和临床经验，突出"图解"特色，插入了精心制作的300余张原创图片，创造性地将文字描述与图中操作过程用专门的标识一一对应标出，使得图文相互呼应，对照性更强，便于读者按图索骥，精准诊疗。在各位编委的通力合作下，历经一年多时间，数易书稿，最终于 2016 年 5 月该书的视频制作也最终完成。在此对于在本书编写过程中给予大力帮助的老师、同学表示深深的感谢！

本书可作为中医院校青年教师、学生及中医爱好者的常备中医特色疗法参考书。

最后，我们期待所有关心和使用本书的读者，对我们的书籍提出批评和建议，以便我们进一步完善。如果本书能够更好地为广大读者提供帮助，我们将深感欣慰。

编　者

2017 年 6 月

目录
CONTENTS

001~045

基础篇

基础篇

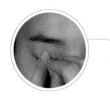

047~070

技
法
篇

技法篇

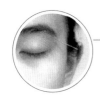

071~174

临床篇

临床篇

基础篇

关键词

○ 源流发展

○ 理论基础

○ 治疗特点

○ 取穴原则

眼针疗法

第一节　源流发展

　　眼针疗法是在眼眶周围的特定区穴施行针刺，用以治疗全身各种疾病的一种治疗方法。该疗法是彭静山教授根据眼与脏腑、经络、气血等的关系，结合五轮八廓理论创立的微针疗法。

　　我国现存最早的医书《内经》中就有"目部五脏分属"的观点，《灵枢·大惑论》指出："五脏六腑之精气，皆上注于目而为之精，精之窠为眼，骨之精为瞳子，筋之精为黑眼，血之精为络，其窠气之精为白眼，肌肉之精为约束，裹撷筋骨血气之精，而与脉并为系，上属于脑，后出于项中，此则眼具五脏六腑也。"（图1-1）大体指出了眼睛的各个部分与脏腑之间的关系，也是后世"五轮八廓"学说的理论基础。

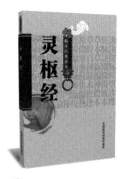

图1-1　《灵枢经》

　　《史记·扁鹊列传》记载："扁鹊过洛阳，闻周人爱老人，即为耳目痹医。"扁鹊是我国有记载的医治眼疾的第一人。宋代初期《太平圣惠方》发展了宋以前的眼科学，特别对金针拨内障术有详细记载，并且最早记载了五轮与脏腑的关系："眼有五轮，风轮、水轮、血轮、气轮、肉轮，五轮应于五脏，随气之主也。"指出了眼的五轮来源于五脏，同时也分属于五脏。其后王肯堂在《证治准绳》中对五轮作了更全面的论述："五轮，金之精腾结而为气轮，木之精腾结而为风轮，火之精腾结而为血轮，土之精腾结而为肉轮，水之精腾结而为水轮。"系统阐述了五轮与脏腑的关系，使五轮学说不断完善。

"八廓"一词最早见于宋代陈无择《三因极一病症方论·眼叙论》。明代眼科专著《银海精微》首创"八廓"学说，但没有明确定位，无法根据八廓来辨病诊治。

王肯堂则进一步通过"八廓应八卦"的思想，建立了眼部的八卦分区，明确了八廓的概念内涵、具体部位及与脏腑的关系。通过检查发病时眼部出现的形色丝络可推测"内之何脏腑受病"。提出"目形类丸，瞳神居中而前，如日月之丽东南而晚西北，莫知其数，皆悬贯于脑，下连脏腑，通畅血气往来以滋于目。故凡病发，则有形色丝络显现，而可验内之何脏腑受病也。"

王肯堂在《证治准绳》中还提出了两眼分区有顺时针排列与逆时针排列不同的理论。其言"左目属阳，阳道顺行，故廓之经位法象亦以顺行。右目属阴，阴道逆行，故廓之经位法象亦以逆行。察乎二目两眦之分，则昭然可见阴阳顺逆之道矣"。为彭静山教授创立眼针疗法奠定了理论基础。

明代傅仁宇《审视瑶函》一书将前代各眼科专著加以综合整理，画出了八廓定位，肯定了八廓的功能，进一步完善了八廓理论。在书中他以"勿以八廓以无用"为题指出："夫八廓之经络，乃验病之要领，业斯道者，岂可忽哉！盖验廓之病与轮不同，轮以通部形色为证，而廓唯以轮上血脉丝络为凭，或粗细连断，或乱直赤紫，起于何位，侵犯何部，以辨何脏何腑之受病。浅深轻重，血气虚实，衰旺邪正之不同，察其自病，传病经络之生克逆顺而调治之耳。"阐明了"轮"与"廓"的不同及如何利用"廓"诊断疾病。

20世纪70年代，彭静山教授（图1-2）受华佗观眼"可验内之何脏腑受病"及《审视瑶函》和《证治准绳》两部书中有关八廓学说内容的启发，经过多年反复的研究、验证，结合自己临床数以万例观眼诊病的病例积累，提出了用八卦分区确定眼针穴

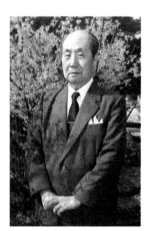

图1-2　彭静山教授

位的设想，这个想法是对前人所有相关理论系统的首次总结，更是眼针的理论基础。1974年彭老创立眼针疗法，并在大量病例基础上发现眼针对于各种痛证、运动障碍，如中风偏瘫、高血压、心律不齐、胆绞痛、扭伤等有明显疗效。

1982年，辽宁省人民政府授予彭静山教授"眼针疗法研究"重大科技成果奖。1986年，新华社将眼针疗法列为国际要闻，向国外进行播发，引起许多国家医学界的重视。1992年夏，国家中医药管理局在厦门举办了眼针疗法学习班，眼针疗法在国内得到了大力推广。

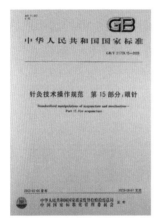

图1-3 眼针针灸技术操作规范

田维柱教授1990年师从于彭静山教授，田教授继承了彭静山教授的学术思想，并在长期临床实践中坚持发扬眼针技术，完善了眼针的分区定穴。

2005年，国家中医药管理局把"眼针治疗缺血性中风技术"作为适宜技术向全国推广。

2009年国家颁布了眼针针灸技术操作规范（GB/T 21709.15–2009）（图1-3）。

自此眼针疗法因其不受体位限制，简便易行且见效快的优势，在临床上得到医患青睐。

第二节　理论基础

一、中医理论基础

（一）眼与经络的关系

经络是经脉和络脉的总称。经脉是主干，有路径的含义，是直行的主干，经脉贯通上下，沟通内外。而络脉是经脉别出的分支，较经脉细小，是侧行的分支，纵横交错，遍布全身。《灵枢·脉度》说："经脉为里，支而横者为络，络之别者为孙。"经脉内属于脏腑，外络于肢节，沟通于脏腑与体表之间，将人体脏腑组织器官、四肢百骸联系成为一个有机的整体；并借以行气血，营阴阳，使人体各部的功能活动保持协调和相对的平衡。所以《灵枢·经别》说："夫十二经脉者，人之所以生，病之所以成，人之所以治，病之所以起，学之所始，工之所止也。"说明经络对人体的生理、病理、疾病的诊断和治疗等方面具有重要意义，而为历代医家所重视。

《灵枢·口问》云："目者宗脉之所聚也。"，《灵枢·邪气脏腑病形》又云："十二经脉，三百六十五络，其血气皆上注于面而走空窍，其精阳气上走于目而为睛。"，《素问·五脏生成》也指出"诸脉皆属于目"，由此可见，十二经脉，直接或间接均与眼有密切关系。

起于眼或眼周围的经脉	足太阳膀胱经"起于目内眦"，足少阳胆经"起于目锐眦"。
经过眼和眼周围的经脉	手少阴心经"其支者……系目系"，足厥阴肝经"……上入颃颡，连目系"，足阳明胃经"起于鼻，交頞中，旁纳太阳之脉……"，手太阳小肠经"其支者……至目锐眦"，"其支者……至目内眦，斜络于颧"，任脉"循面，入目"，督脉者"起于下腹……与太阳起于内眦，上额交颠上，入络脑"，阴跷脉其循行过颧部，连属于目内眦，阳跷脉其循行挟口角，与阴跷脉交于目内眦之睛明穴，阳维脉与手足少阳、阳明等脉会于阳白穴。

分布于眼的经筋

足太阳之经筋，其支者为目上纲，足少阳之经筋，其支者结于目外眦为外维，足阳明之经筋为目下纲，手太阳之筋，其支者属目外眦，手少阳之经筋，其支者上曲牙循耳前属目外眦。

（二）眼与脏腑的关系

眼与心的关系

《素问·五脏生成》云："心之合脉也……""诸脉者，皆属于目……诸血者皆属于心。"《灵枢·大惑论》又云："目者，心之使也。"心主血脉，司人体血液之循行，心又主精神意识活动，目之所以能视，有赖于心血之供养及心神的支配。

眼与肝的关系

《素问·金匮真言论》云："肝，开窍于目。"《素问·五脏生成》说："肝受血而能视。"《灵枢·脉度》云："肝气通于目，肝和则目能辨五色矣。"肝藏血，开窍于目，其精气上通于目，故肝与眼之关系最为密切。

眼与肺的关系

《灵枢·决气》云："气脱者，目不明。"肺朝百脉，主人身之气。肺气旺盛，全身气机通调，则脏腑之气上注于目而眼目精明；若肺气不足，脏腑之气不充，则眼目昏暗。故肺与眼之间亦有密切的联系。

眼与肾的关系

《灵枢·海论》云："髓海不足……目无所见。"《审视瑶函》又云："真精者，乃先后二天元气所化之精汁，先起于肾，次施于胆，而后及乎瞳神也，凡此数者，一有所损，目病生矣。"肾气充则髓海丰满，目光敏锐；若肾气不充则藏精不固，眼目昏花。故肾与眼关系亦密切。

眼与六腑的关系

六腑主受纳，司腐熟，分清浊，传糟粕，将消化之精微传送与周身，作为供给各器官营养的源泉。所以六腑功能失调，也可导致目疾。

（三）眼与气血、津液、神的关系

精、气、血、津液是维持人体生命的基本物质基础，因眼居高位，属清窍之一，脉道幽深，经络细微，结构复杂，唯轻清精微者才能上达，因此眼之视觉功能，主要在于气血、津液及神的濡养和神的主宰作用。《证治准绳·七窍门》指出："瞳神……乃先天之气所生，后天之气所成，阴阳之妙用，神则维持。"由此可见，眼与精、气、血、津液和神的关系，也同脏腑、经络一样，是非常密切的，故中医眼科文献中将升运于目的精、气、血、津液称之为真精、真气、真血，上渗津液，以显其珍贵。

眼与气的关系

《太平圣惠方·眼内障论》说："眼通五脏，气贯五轮。"气对眼的主要作用是推动、温养、防御、固摄。①推动作用：气的升降出入有序，推动血、精、津液不断输注于眼，以维持眼的视觉功能；②温养作用：眼受五脏六腑上输精气的濡养；③防御作用：气能护卫肌表，防御邪气侵入到眼；④固摄作用：《银海指南》指出"气不裹精"则"瞳神散大"，气可摄血、固津、收聚瞳神。《证治准绳》指出真气"乃先天真一发生之元阳"，瞳神"乃先天之气所生，后天之气所成"。真气充旺则神光外发，瞳神才能视万物辨五色。故真气生于先天肾，来源于后天脾，出入升降于肺、疏泄于肝、帅血贯脉而周行于心，真气推动着真精、真血、神水运行于目，对目发挥着作用，起"气和目明"之效。

眼与气的关系

眼与血的关系

眼内经脉中往来运行之轻清精微者名曰"真血"。《审视瑶函》："真血者，即肝中升运于目，轻清之血，乃滋目经络之血也。"真血不仅富于营养，而且能载气和伴送津液上行于目中。真血又可化为真水，真水升运于目则化为膏汁。血养水，水养膏，膏护瞳神，才能维持眼的视物功能。血具有营养滋润全身的作用，是神志活动的物质基础。血对眼的主要作用，可以概括为血濡养目、血能载气，气血协同维持眼的正常功能。

眼与津液的关系

津液具有滋润濡养化生血液、调节阴阳、排泄废物的作用。《灵枢·五癃津液别》云："五脏六腑之津液，尽上渗于目。"津液所化，在外为眼泪，为目外润泽之水，在内则主要为神膏、神水，它亦有涵养眼目

眼与津液的关系

的作用，与肺、脾、肾、三焦气化功能有关。津液对眼的主要作用包括：滋润濡养眼目、补充营养脑髓和维持眼形、眼压。神膏能涵养瞳神，如神膏一衰，则瞳神有损，神水不足，则目珠瘪胀，眼睑干燥，白睛枯瘁。如果神膏、神水代谢异常，过多潴留于目，则见目肿、泪下、浑浊蒙睛、目翳等表现。故《灵枢·口问》概括为："液者，所以灌精濡空窍也……液竭则精不灌，精不灌则目无所见也。"

眼与神的关系

广义之神，指整个人体生命活动的表现，比如"目光眼神"属于这个范畴；狭义之神，指人的精神活动。《灵枢·大惑论》曰："目者，心之使也。心者，神之舍也。"《证治准绳·七窍门》说："神之在人也大矣……在耳能听，在目能视。"神在眼的表现是神光，《审视瑶函·目为至宝》曰："神光者，谓目中自然能视之精华也……神源舍乎心，故发于心焉。"说明神光是指眼在心神支配下发挥视觉活动，神光相当于今天所称的视觉功能，包括视网膜、视神经和视觉中枢的正常功能。眼与神的关系体现在"眼赖神生，眼因神识，望目察神"三个方面。临床可见到如精力充沛，则神采奕奕，目珠灵活，目光炯炯；倘若精神不足，则目珠呆滞，目无光彩，神光涣散。而望目察神，则可知正气的盛衰及精神、情志的变化。

（四）五轮八廓理论

五轮、八廓学说，是对眼与脏腑、经络、气血津液关系理论的高度总结和升华，是观眼诊病和眼针疗法的重要依据。

五轮学说

五轮学说是将眼由外向内，分为肉轮、血轮、气轮、风轮、水轮等五个部位，并分别与五脏六腑相属。五轮学说的内容渊源于《内经》，隋唐时期初步形成，经过宋、元、明、清时期的发展不断完善，形成了这一独特的目诊理论。五轮的名称、部位及其归属的脏腑详见表 1–1 及图 1–4。

表 1–1　五轮表

五轮名称	对应部位	归属脏腑
肉轮	胞睑	脾与胃
血轮	两眦	心与小肠
气轮	白睛	肺与大肠
风轮	黑睛	肝与胆
水轮	瞳神	肾与膀胱

五轮学说明确了眼局部与整体的关系，利用五轮与脏腑的隶属关系，在临床中通过观察眼的外部表现，即可以推断内脏病变，进行辨证论治。

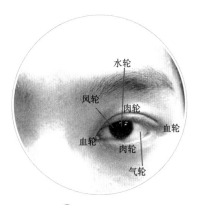

图 1–4　五轮图

八廓学说也是眼针疗法的基本理论，是建立在脏腑学说基础上逐渐发展起来的观眼诊病方法。该学说将外眼划分为八个方位（部位），分属不同的脏腑，以此查视白睛血脉丝络的状况而诊治疾病。

王肯堂在《证治准绳》指出："八廓应乎八卦，脉络经纬脑，贯通脏腑，以达血气往来以滋于目。廓如城郭然，各有路往来，而匡廓卫御之意也。乾居西北，络通大肠之腑，脏属于肺，肺与大肠相为阴阳，上连清纯、下输糟粕，为传送之官，曰传导廓；坎居正北，络通膀胱之腑，脏属于肾，肾与膀胱相为阴阳，主水之化源，以输津液，故曰津液廓；艮居东北，通上焦之腑。脏配命门。命门与上焦相为阴阳、分输百脉，曰会阳廓；震居正东，络通胆腑，脏属于肝，肝胆相为阴阳，主清净，不受浊秽，故曰清净廓；巽位东南，络通中焦之腑，属肝络，肝与中焦相为阴阳，肝络通血，以滋养中焦，分气化生，故曰养化廓；离居正南，络通小肠之腑，脏属于心，与小肠相为脏腑，为谓阳受盛之胞，故曰抱阳廓；坤居西南，通胃之腑，脏属于脾，脾胃相为脏腑，主纳水谷以养生，故曰水谷廓；兑居正西，络通下焦之腑，脏配肾络，肾与下焦相脏腑，关主阴精化生之源，故曰关泉廓。其部位及其连属的经络脏腑详见下表（表1–2）。

八廓学说

表 1–2　证治准绳八廓定位

八廓名称	对应部位	连属脏腑、经络
传导廓	乾，即西北方	属肺，络通大肠
津液廓	坎，即正北方	属肾，络通膀胱
会阳廓	艮，即东北方	属命门，络通上焦

清净廓	震，即正东方	属肝，络通于胆
养化廓	巽，即东南方	络通肝络与中焦
抱阳廓	离，即正南方	属心，络通小肠
水谷廓	坤，即西南方	属脾，络通于胃
关泉廓	兑，即正西方	络通于肾与下焦

在此基础上，彭静山教授结合多年临床实践，提出"观眼识病"，他把眼白睛划分为"八区十三穴"，八廓源于八卦，其名称及与脏腑的对应关系为：乾为肺大肠；坎为肾膀胱；艮为上焦；震为肝胆，巽为中焦；离为心和小肠；坤为脾和胃；兑为下焦。为了使用方便，彭静山教授将乾、坎、艮、震、巽、离、坤、兑改用1、2、3、4、5、6、7、8八个阿拉伯数字代表（图1-5）。

**八廓
学说**

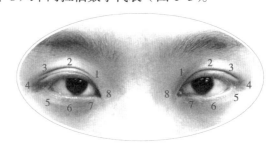

1. 乾，肺、大肠　　2. 坎，肾、膀胱
3. 艮，命门、上焦　　4. 震，肝、胆
5. 巽，肝络、中焦　　6. 离，心、小肠
7. 坤，脾、胃　　　　8. 兑，肾、下焦

图 1-5　眼八廓图

八廓学说明确了眼的八个方位与脏腑的关系。在临床上从眼睛的八个方位观察白睛上脉络的变化，判断五脏六腑及全身各部位的病变，为辨证论治提供可靠的资料。

二、西医学基础

（一）眼部解剖

眼为视觉器官，由眼球、视路和附属器三部分组成，眼球和视路完成视觉功能，眼附属器则具有保护和协调功能。

（二）眼的血液循环及神经支配

眼球的血液供应来自两个系统，即视网膜中央血管系统和睫状血管系统。

眼球受睫状神经支配，睫状神经含有感觉、交感、副交感纤维。

（三）西医学对眼针理论的认识

西医学对目诊原理主要是从虹膜诊断理论、微循环学、生物全息论等方面进行探讨。

虹膜诊断理论观点

虹膜诊断法是借助虹膜检测仪来检查虹膜以确定人体体内脏腑器官的病变损伤，以及损伤位置和器官功能紊乱的一种诊断方法，是一种简便、无创伤的健康检测方法。虹膜是人体血管最丰富、最敏感的部位之一，虹膜由脉络血管组成，虹膜是微细血管宗聚之处，是微循环的缩影，并且虹膜有丰富的神经纤维和中枢神经相通，因此虹膜能较早反映器质性病变，故虹膜可称为全身的报警器。

目前，美国、法国、西班牙、葡萄牙、澳大利亚等国家亦对此进行了深入的研究，在 19 世纪 70~80 年代即逐步形成了虹膜诊断理论。虹膜诊断理论认为整个人体可以弯曲或者圆状投影在虹膜上。脏腑器官的代表区在离虹膜很近的虹膜中心部，外在的皮肤等代表区在虹膜的周围从瞳孔的边缘开始向睫状体的方向将虹膜分为七个区带：第一区带代表胃，第二区带代表大小肠，第三区带代表心胰肾，第四区带代表肺，第五区带代表脑和性器官，第六区带代表肝脾和甲状腺，第七区带代表皮肤肌肉肢体和神经。人体器官或部位在虹膜上都有对应位置，人体器官或部位变化影响虹膜变化，因此疾病以及疾病的严重程度可以在虹膜上反映出来。

虹膜诊断理论观点

微循环是指微动脉与微静脉之间的微血管中的血液循环。眼睛的微动脉与微静脉非常丰富，球结膜、巩膜、睑结膜上均分布有微细血管，并且眼部的循环浅显易见，肉眼可以观察到一部分。

近年来通过深入研究观察白睛上的微循环与疾病的关系，进行归纳分析，已初步找出了两者之间的内在联系，疾病、病毒、体液与体内各种物质均能影响微循环，并表露于眼睛上。由此提出了以白睛微循环诊断内脏疾病的观点。例如，瘀血患者可见睑下及眼眶青黑，巩膜血管末梢有瘀点（垂露），球结膜有青紫瘀点或球结膜血管怒张、弯曲。大凡目诊时所见的白睛呈淡白色者系微循环的充盈不足，赤色系微循环的充血扩张，青紫色系微循环的瘀滞状态。络脉呈暗灰色，属于体内有陈旧性病灶。虽然其临床症状已经消失，但显现于白睛上的络脉的颜色则不会完全消失。若络脉颜色由暗灰转为淡红，则为旧病复发之征兆，提示观眼诊病的原理在于观察眼部微循环的变化。

微循环理论观点

生物全息论认为，生物体每一相对独立的部分在化学组成的结构上与整体是相同的，是整体成比例的缩小，故某些局部具有反映全身状态的信息作用，而观眼识病是全息理论在临床诊断中的体现，用来说明事物的整体与局部之间具有特殊的联系，即人体作为一个整体，常常会有某些部位的病变信息投射在眼睛的某个定位点，反之，眼睛上的某些点也能对整个人体上的对应部位产生相互作用。因此，观眼识病在于眼与人体的脏腑经络构成了一个相互影响、相互制约的系统。

全息观点提示了生物体的部分与整体、部分与部分之间似乎有这样一种辨证关系，全息现象普遍存在，在中医学中有着广泛的应用。从眼睛表面确实看不出任何成比例缩小的整体影像，然而其全息作用确实反映并影响着全身，而且映射左右对称；大的全息场中可能存在小的全息场；全息场在眼睛上分布彼此交错重叠，但不影响它们各自独立地发挥全息作用；眼睛上各轮、廓、区域和全息场的作用相似，但又存在着差异，即使都以某种方法反映和影响全息，也各有特点和侧重。例如，肉轮主要反映脾胃病变，水轮主要反映肾脏功能。风轮则主要表现肝脏功能，气轮主要反映肺脏病变，而血轮则主要反映心脏病变；但是，其中气轮（巩膜）又可以反映全身病变。

总之，眼针疗法认为，通过经络的内属外络作用，将眼与脏腑密切联系，构成一个统一的整体，五脏信息通过经络反映于目，通过目诊可获取整体信息，观眼诊病可见微知著以指导临床治疗。

生物全息论观点

第三节 治疗作用和特点

一、治疗作用

眼针具有调和阴阳、扶正祛邪、止痛消肿、安神定志、理气和血、通经活络和治未病的作用。

调和阴阳　阴阳失调是疾病发生的根本原因，阴阳双方要保持对立统一的协调关系，人体的脏腑组织器官才能保持正常的生理功能。如果出现阴阳失调就会使机体发生各种病变。如阳盛就会出现热证，阴盛就会出现寒证。根据中医理论，热则寒之，寒则热之，使阴阳之间恢复平衡，疾病得以消除。《灵枢·根结》指出："用针之要，在于和调阴与阳。"而眼针的穴区有自动调节阴阳平衡的功能。热者能寒，寒者能热，虚者能补，实者能泻，不用补泻手法，它就能自动调节，以达到阴阳的平衡，这是眼针所独具的特色。

扶正祛邪　中医学认为，疾病的发生是一定的条件下正邪相争的具体反应。《素问·刺法论》说："正气存内，邪不可干。"《素问·评热病论》也说："邪之所凑，其气必虚。"说明正气旺盛，邪气就不足以为患，不会致病；如果正气不足，邪气就会乘虚入侵而致病。

针灸具有扶正祛邪的作用，其补虚泻实的发挥主要是通过针灸手法和穴位的配伍两方面来实现的。而眼针在临床上更方便使用，不论手法、不谈补泻，只要取穴正确、配穴得当，其穴区本身自然调节补泻，自动产生扶正祛邪的作用，这是眼针不同于一般针灸的一大特点。

止痛消肿

肿痛是临床上常见的症状，若气血运行不畅，经脉阻滞不通，发生气滞血瘀，经络塞滞，闭塞不通，气血不荣，就会发生疼痛。眼针具有显著的止痛消肿功能，针刺相应穴区直达病所，可达到针入痛止的结果。如踝关节扭伤引起的局部肿痛，针刺下焦区即可快速缓解局部肿痛。

安神定志

《灵枢·邪客》指出"心藏神"，"心者，五脏六腑之大主也，精神之所舍也"，说明心乃神明之府，为五脏六腑之大主，为脏腑精气所使，心动则五脏六腑皆摇，从而主宰着人们的精神意识及思维活动。眼针心区穴具有安神益脑、镇静宁心之功，肝区穴具有解郁安神之效。二穴合用能安定精神与情绪。如失眠、健忘、癔症、癫、狂、痫、抑郁症等病可选取心区穴和肝区穴进行治疗。

**理气
和血**

眼针具有理气和血功能，该功能的发挥与肝、脾、心区穴的功能密切相关。肝主疏泄，具有调畅气机，推动血液运行的作用。又心主血脉，血在脉中运行依赖心脏搏动。心脏搏动有赖心气、脉中血液等营养物质充盈，在心气作用下顺脉道周流不息，使脏腑组织维持正常的生理功能。同时脾气统摄血液，使其在脉道中运行，防止滋出脉外。而眼针的肝区穴具有疏肝理气、活血通经、行气解郁之功；脾区穴有疏通脏腑，疏理三焦之效；心区穴又有安神益脑、和血通络的作用。三穴配合应用，共奏理气和血之功。

**通经
活络**

《灵枢·经脉》："经脉者，所以能决死生，处百病，调虚实，不可不通。"针灸具有疏通经络、调理气血的作用，而眼睛与经脉的关系尤为密切，是十二经脉的集散地，针刺眼针穴区可通过经络的传导，调和脏腑功能，调节气血循环而治愈疾病。

治未病

古人云："上工治未病之病，中工治欲病之病，下工治已病之病。"提出了治未病防未然的思想。又言"上工知相五色于目"，即高明的医生应从观察眼睛来诊断和预测疾病，达到早期发现、早期治疗的目的。观察白睛上的脉络，可司外揣内，见微知著，预测疾病，防患于未然，为我们提供了一种准确、迅速的检查方法。而眼针中脾区穴、心区穴、肾区穴，对扶正祛邪，提高机体免疫能力具有明显效果，可进行针刺起到预防保健的作用。

二、特点

眼针是在眼眶周围针刺，眼睛是人体的重要组织器官，部位小，因此，决定了眼针疗法的特点为用针小、取穴少、针刺浅、操作简、见效快。

用针小　　眼睛部位小，眼眶周围血管及神经分布丰富、感觉灵敏，因此要求针具针体细、韧性好、不易弯、针尖锋利，否则易造成眼周组织损伤，给患者带来不必要的痛苦。一般以 0.20~0.25mm*15~25mm（0.5 寸 ~1 寸）的毫针最为适合。

取穴少　　眼针穴区共计 13 穴，每 1 穴区的治疗范围较广泛，每种疾病一般取 2~3 个穴区，疑难疾病也不过取 4~5 个穴区，比如急性腰扭伤只用 2~3 个穴，比全身取穴的穴数要少得多。

针刺浅　　眼眶部皮肤较薄，针刺时，针尖刺入真皮，到达皮下组织即可，不再深刺，就是直刺也不过 10mm 左右，针刺浅，患者痛苦小，易于接受。

手法轻　　眼针的进针要求稳、准、快。找准穴区后，用拇食两指稳持针具，快速刺入既定深度，不用提插捻转等手法，患者有酸、麻、胀、重等感觉即为得气。如未得气，可将针轻轻提出，稍改变一下方向刺入即可。

操作简　　眼针操作简单，不用脱衣解带，不受环境限制，无论在田间、地头、工厂、家庭、火车上、飞机上、轮船上都可以进行针术操作；不用躺卧，坐、立都可。

见效快　　眼周的神经、血管丰富，眼球距大脑又近，眼针刺激后，立即传到大脑，反射弧短，疗效好，见效快，有些疾病立竿见影。

第四节　眼针分区定穴及取穴原则

一、眼针分区定穴

　　双眼平视正前方，以瞳孔为中心做水平线及垂线，即从瞳孔发出的上、下、内、外 4 条线将眼球等分为 4 个区域，再将该 4 个区域各引一条平分线，此时以瞳孔为中心的8条线将眼球等分为8个区域，该8条线称为分区定位线，内上方的平分线为分区定位1线；瞳孔正上方的垂线为分区定位2线；外上方的平分线为分区定位3线；瞳孔至目外眦的水平线为分区定位4线；外下方的平分线为分区定位5线；瞳孔正下方的垂线为分区定位6线；内下方的平分线为分区定位7线；瞳孔至目内眦的水平线为分区定位8线（图1-6~图1-7）。

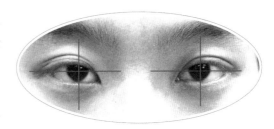

图1-6 以瞳孔为中心做水平线及垂线

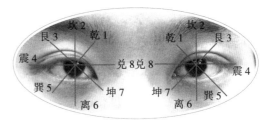

图1-7 眼针分区定位线

再以瞳孔为中心发出8条平分线，将上述8个区域等分为16个小区域。分区时，以分区定位1线为中心，将其邻近的2个小区域划分为1区；以分区线定位2线为中心，将其邻近的2个小区域划分为2区；同理，陆续可以划分3区~8区（图1-8）。

定穴时，沿自1区至8区的方向，划分如下：1区为肺、

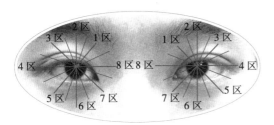

图1-8 眼针8个分区

大肠；2区为肾、膀胱；3区为上焦；4区为肝、胆；5区为中焦；6区为心、小肠；7区为脾、胃；8区为下焦。在每个脏腑名字后面加上"区穴"两个字，即为穴名，如肺区穴、肾区穴、

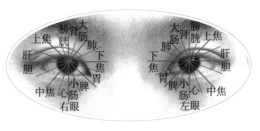

图1-9 眼针8个分区

胆区穴、中焦区穴等，共计 13 个穴（图 1-9）。

二、眼针的取穴原则

循经取穴

眼针的循经取穴，是根据"经络所过，主治所在"的原则，病属于哪一经，或病在哪一条经络上，就取哪一经区穴。如患者以肩背痛为主诉，痛在上臂及肩胛部，是手太阳小肠经循行的部位，就可取小肠区穴；患者以头痛为主诉，以后头痛为重，并连及颈项部，是足太阳膀胱经循行的部位，就可取膀胱区穴；如以两侧头痛为重，属少阳头痛，是足少阳胆经循行的部位，就可取胆区穴；如以颠顶部疼痛为主，属厥阴头痛，就可取肝区穴。

脏腑取穴

眼针的脏腑取穴是指病属哪一脏腑，就取哪一脏腑区穴。如患者以咳喘为主诉，说明病变在肺，取肺区穴；病人以心悸、失眠为主诉，说明病变在心，就可取心区穴；患者以胃脘痛为主诉，伴有恶心、呕吐，说明病变在胃，就可取胃区穴；病人以腹部胀满、疼痛喜按、泄泻为主诉，右关脉弦，说明病变在脾，就可取脾区穴。

三焦取穴

眼针的三焦取穴，就是通过膈肌和脐作两条水平线，将人体分为上、中、下三部分，分属于上、中、下三焦。

病在膈以上的部位就取上焦穴，病位于膈与肚脐之间的部位就取中焦区穴，病在肚脐以下的部位就取下焦区穴（图1-10）。

三焦取穴

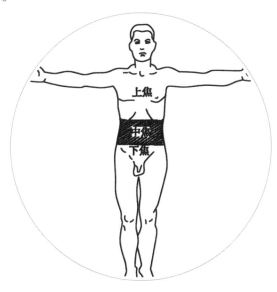

图 1-10　三焦分区示意图

1. 上焦取穴

人体的上部，自膈肌水平以上，包括前胸、后背及内容脏器（心、肺、气管、支气管、胸膜）以及颈项、头面五官和上肢。凡这些部位患病都可取上焦区穴。

如患者以眼睛干涩为主诉，即可取上焦区穴；若患者以失眠为主诉，也可以取上焦区穴。

2. 中焦取穴

人体的中部，自膈肌水平以下至脐水平以上，包括腰背部、上腹部及内容脏器（肝、胆、胰、胃、肠、脾等）。凡这些部位患病，都可取中焦区穴。

如患者以胃脘痛为主诉，伴恶心、呕吐等症，就可取中焦区穴；患者以腹痛、腹泻为主要症状，也可以取中焦区穴。

3. 下焦取穴

人体的下部，自脐水平以下，包括腰、骶、髂、臀、小腹、少腹及内容的泌尿生殖系统器官、肛肠、腹膜和下肢等，凡这些部位患病，都可以取下焦区穴。

如患者腰骶部疼痛，可以取下焦区穴；女性月经不调、痛经等，也可取下焦区穴；下肢运动障碍者，痿软无力或疼痛，还可取下焦区穴。

三焦取穴

观眼取穴

眼针的观眼取穴，就是观察患者的白睛，看哪个经区络脉的形状、颜色最明显，即取哪一经区穴。

脏腑的病变可以通过脉络在白睛上显现出来，临床取穴时，不仅要遵循上述的取穴原则，还要配以观眼取穴，以直达病所。此外，有些疾病既分不清病属哪一经，又分不清病变部位，或者是多经发病，也需观察白睛上哪一经区脉络明显，以取哪一经区穴。

临床取穴时，要灵活掌握眼针取穴四原则，把它们有机地结合起来，以确定正确的治疗方案。

腹针疗法

第一节　源流发展

腹针疗法是以神阙布气学说为核心，通过针刺腹部特定穴位或与全身部位相关的反应点，治疗全身疾病的一种针刺方法，是微针系统的重要组成部分。该疗法是薄智云教授在传统针灸学理论的基础上结合自身长期的临床经验创立的独具特色的新针灸疗法，痛苦小，疗效快，适应证广泛。

我国现存最早的医学著作《黄帝内经》对针灸基础理论如脏腑、经络系统和临床治疗已经有了比较系统的记载，其中对于腹部经络循行、腹部腧穴定位及其主治病证都有详细记载，如足阳明胃经"属胃，络脾"、"起于胃口"、"下挟脐"、"下循腹里"；足太阴脾经"属脾，络胃"；足太阳膀胱经"络肾，属膀胱"；足少阴肾经"属肾，络膀胱"、"入腹"、"上贯肝"；足厥阴肝经"挟胃，属肝，络胆"、"抵少腹"；足少阳胆经"络肝，属胆，循胁里，出气街"、"过季胁"；任脉"起于中极之下，以上毛际，循腹里，上关元"等。历代医家在此基础上又不断地加以发展和完善，如《针灸甲乙经》载气海主治"少腹疝，卧善惊"；《针灸大成》记载滑肉门主治"癫狂、吐舌、舌强"，大巨主治"偏枯，四肢不收，惊悸不眠"，商曲主治"目赤痛"，大横主治"多寒善悲，四肢不可举动"等。此外，《灵枢·九宫八风》篇还记载了八风所取脏腑之象，谓"心应离，脾应坤，肺应兑，小肠

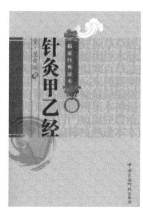

图 2-1 《针灸甲乙经》

应乾，肾应坎，大肠应艮，肝应震，胃应巽。"这些理论为腹针疗法的形成奠定了坚实的理论基础（图2-1）。

薄智云教授于20世纪70年代在临床实践中偶然发现腹部腧穴如气海、关元具有很好的治疗腰痛和坐骨神经痛的效果，其后他开始腹穴经验的积累和摸索，首次提出了神阙调控系统理论，至20世纪80年代末，腹针理论体系逐步形成。

腹针理论认为以神阙为核心的大腹部还拥有一个被人们忽略的调控系统。人之先天，从无形的精气到胚胎的形成，完全依赖于神阙系统，它是形成于胚胎期的人体调控系统，是人体最早的调控系统和经络系统的母系统，具有向全身输布气血的功能及对机体的宏观调控。至近现代，腹部作为"第二大脑"越来越受到人们的重视。美国科学家研究发现人有两脑，颅脑（颅中脑）和肠脑（肠神经系统），并认为两脑之间相互作用和影响。为神阙系统存在的客观性提供了科学依据。

腹针疗法强调应把腹针构架在中医的基础理论上发展，突出"辨证施治""治病求本"的学术思想。用中医的理、法、方、穴，通过针刺腹部最大限度地激发神经系统及人体经络系统自我调控的潜能，使内脏逐渐趋于稳态来治疗全身疾病。因此腹针疗法既有传统针灸疗法的特点，又有自身诊治特色，丰富了针灸学科的内涵，为针灸学的发展提供了一种新的方式。

第二节 理论基础

一、中医理论基础

（一）腹部与脏腑的关系

腹部是人体的一个部位，人体大部分脏腑、器官居于腹内，一些不在腹腔内的器官则通过经络系统也与腹腔的脏腑有着密切的联系，生命活动的许多生理功能均是在这些重要器官的正常生理活动下得以运转。

肺与大肠	肺位于胸中，主气司呼吸，主宣发肃降，通调水道，大肠上端接小肠，下端为肛门，主要接受小肠下注的浊物，再吸收其中部分多余的水分，使食物残渣成为废物，由肛门排出。肺与大肠互为表里，此外手太阴肺经"起于中焦，下络大肠，还循胃口"。
心与小肠	心位于胸中，主血脉、藏神，小肠上接胃，下接大肠，有泌别清浊的作用，心与小肠互为表里，此外手少阴心经"络小肠"。

肝与胆　　肝胆均位于腹部，肝居右肋下，胆附于肝，为互为表里的脏腑。肝的主要生理功能为主疏泄、藏血；胆内藏"精汁"，主决断。

脾与胃　　脾胃均位于中焦，脾的主要功能是主运化、升清、统摄血液；胃的主要功能是受纳、腐熟水谷。

肾与膀胱　　肾位于腰部，膀胱位于下腹部，均位于下焦。肾的主要功能是藏精、主水、纳气；膀胱的主要功能是贮尿、排尿。

（二）腹部与经络的关系

《灵枢·海论》记载："夫十二经脉者，内藏于腑脏，外络于支节。"腹部不仅包括了许多重要的内脏器官，而且任脉、足太阴脾经、足少阴肾经、足厥阴肝经等四条阴经从腹部经过，足阳明胃经、足少阳胆经等两条阳经亦循行于腹前或侧腹部，因此腹部不仅可以调阴，而且可以调阳。此外奇经八脉中的带脉束腰一周与背部的督脉、膀胱经相连；冲脉、阴维脉、阴跷脉亦循行于小腹或腹前，为气血向全身输布、内联外达提供了较广的途径。附属于十二经脉的部分经别、经筋以及络脉也分布于腹部。脏腑的募穴是脏腑之气募集之所，也是审查证候、诊断及治疗疾病的重要部位，大多亦分布于腹部。因此腹针治疗内脏病或慢性全身性疾病具有脏腑最集中、经脉最多、途径最短等优点。

与腹部相关
的经脉有

手太阴肺经"起于中焦"、"还循胃口"、"下络大肠"；手阳明大肠经"属大肠"；手太阳小肠经"抵胃"、"属小肠"；手少阴心经"络小肠"；足阳明胃经"属胃，络脾"、"起于胃口"、"下挟脐"、"下循腹里"；足太阴脾经"属脾，络胃"；足太阳膀胱经"络肾，属膀胱"；足太阴肾经"属肾，络膀胱"、"入腹"、"上贯肝"；手厥阴心包经"历络三焦"；手少阳三焦经"遍属三焦"；足厥阴肝经"挟胃，属肝，络胆"、"抵少腹"；足少阳胆经"络肝，属胆，循胁里，出气街"、"过季胁"；带脉"起于季胁"；任脉"起于中极之下，以上毛际，循腹里，上关元"；冲脉"挟脐上行，至胸中而散"；督脉"其少腹直上者，贯脐中央"。

分布于腹部
的经别有

手太阴经别"散之大肠"，手阳明经别"下走大肠"，手太阳经别"系小肠"，手少阳经别"入缺盆，下走三焦"，足阳明经别"入于腹里，属胃，散之脾"，足太阳经别"属于膀胱，散之肾"。

分布于腹部
的经筋有

手少阴经筋"下系于脐"，足阳明经筋"上腹而布"，足太阴经筋"上腹，结于脐，循腹里结于肋"。

**分布于腹部
的络脉有**

"三焦下腧出于委阳，并太阳之正，入络膀胱，约下焦"，足太阴络脉"其别者入络肠胃"，任脉络"下鸠尾，散于腹"。

（三）神阙布气说与腹针的关系

**脐的形成与
神阙的功能**

脐窝是新生儿时期脐带残端变干后，脐带与腹壁表皮相连处出现裂口，逐渐与腹壁脱离，遗留创面愈合后形成。神阙穴属于任脉，位于脐窝中。中医学认为，神阙为神气通行出入之门户，是胎儿从母体获取营养的通道，以维持胎儿的生命活动。为先天之本源、生命之根，是禀受先天的最早形式，与人体十二经脉、五脏六腑、四肢百骸等有着密切的生理、病理联系。即神阙具有向四周及全身输布气血的功能。

**中医对脐周
的认识**

脐位于大腹中央，身体正中，又名神阙，系血脉之蒂、生命之蒂，为精、神、气血往来之要，与冲任关系密切，并为人体上、下、左、右交汇之中心，乃生气所系，内通五脏而关系于肾，故腹诊多与脐诊与脐周相关。而针刺经络时又与神阙具有一定的相关性，使腹部形成了一个以神阙为核心的诊治体系。

二、西医学基础

（一）前腹壁解剖特点

腹部的外壁以双侧腋中线为界，分为前腹壁和后腹壁，腹针的施术部位是前腹壁。从前腹壁的局部解剖来看，浅静脉数量很多，互相联络成网，尤以脐区最为明显。前腹壁的浅静脉大体上以脐为界分为上下两组，但在脐区有广泛的吻合。前腹部的淋巴管亦以脐为界分为脐上部和脐下部，上下两部分在脐区广泛吻合。此外，前腹壁尚有丰富的动脉、深静脉、深淋巴管、肋间神经、腰神经等，为腹部的诊治提供了解剖学基础。

（二）腹针对机体稳态的影响

整体观念是中医学理论体系的基本特点之一。中医学认为人体是一个有机的整体，构成人体的各个组成部分之间，如气、血、津液、脏腑、经络等组织器官，在结构上是不可分割的，在生理活动上是相互协调、相互为用的，在病理变化中是相互影响的。同时，人与自然之间的关系也是一个整体。人体作为一个外界的承受体和内脏的反应物，可通过经络调节达到相对稳定的状态。一般认为，针灸刺激引起的机体反应，依赖于机体本身固有的生理性功能（稳态）。腹针对机体稳态的影响主要表现为三个方面。

第一，中医理论认为，经络"行气血，营阴阳"，而对经络系统的现代研究表明，经脉循行线不是一种单一的线性结构，而是存在于隐性感传线下面的一种多层次的、复杂的空间结构。这种结构是经络发挥"行气血，营阴阳"即维持机体稳态的物质基础。

第二，从腹部的解剖实体来看，腹腔内不但有重要的脏腑器官，前腹壁还分布着丰富的深浅动静脉、淋巴管、神经等，为人体内脏维持正常生理和向全身运行气血提供了丰富的物质基础，同时也为腹针对全身的调节提供了多层次的空间结构。运用腹针施治时，可采用不同的深度去影响与刺激不同的外周系统，从而达到调节局部或整体的作用。

第三，内脏系统的失衡和在体表的反应相关，即"有诸内必形诸外"，腹针是把外在的表象加以归纳整理后，进行分析判断，使之在以神阙系统为中心的脏腑学说指导下宏观地进行调节。腹针对脏腑功能有较好的调整能力，并通过针刺调节神经体液内环境的稳定，提高内脏在应激状态下相对稳定的能力。

第三节　特点

腹针是通过刺激腹部穴位调节脏腑失衡来治疗全身疾病的，是以神阙布气学说为核心的一个微针系统，与传统的针刺体系相比，它具有如下几个特点。

第一，"前面深似井，后面薄如饼"。腹部穴位的特点，决定了腹针在刺法上有别于其他微系统。施治时可采用不同深度去刺激与影响不同的外周系统，从而达到调节局部或整体的作用。腹针可深刺直接对内脏神经及周围组织产生影响。

第二，传统的针刺穴位得气时，可产生"循经感传"或"气至病所"。而腹针中经络感传现象虽也常见，但绝大多数的感传并无明显的向病性或循经性；局部的憋胀、疼痛或局部短距离的、无规律的感传较为多见。

第三，除任脉外，腹穴穴性具有双重性。浅刺或中刺左右同名的穴位时，影响相同的外周系统，具有相同的穴性和功能；深刺左右同名的穴位时，因左右穴影响的内脏神经及周围组织的不同而产生截然不同的两种临床效果。

第四，结合腹部解剖特点和针刺特点，选穴时采用循经取穴法、定位取穴法和八廓辨证取穴法三种选穴方法，临床上既可单独使用，也可配合使用互补不足。针刺时使用天、地、人三部针刺法，可根据病情的轻重、病位的深浅，去调节不同的外周或内脏系统，使腹针成为一个多元化、多层次的综合治疗体系。

第四节　施术部位及取穴方法

一、施术部位

（一）腹部穴位的定位方法

　　腹部腧穴的定位是以任脉为中心，结合骨度分寸法确定的（图 2-2）。

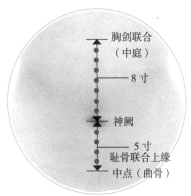

图 2-2　腹部骨度分寸图

（二）腹部常用腧穴

　　腹部常用腧穴主要包括 48 个经穴和 9 个薄智云教授临床用的腹部新穴，如图 2-3~ 图 2-5。

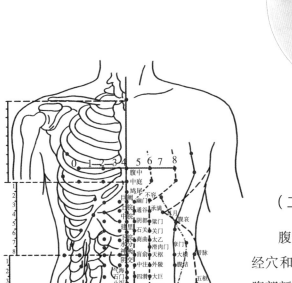

图 2-3　腹部常用经穴

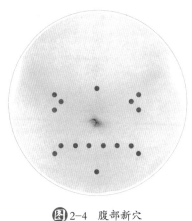

图 2-4　腹部新穴

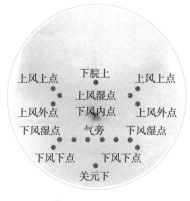

图 2-5　腹部新穴

二、取穴方法

（一）循经取穴法

循经取穴法是根据经脉的分布特点，通过选取腹部经穴治疗全身疾病的方法。腹部主要分布有六条经脉，即任脉、足太阴脾经、足厥阴肝经、足少阴肾经、足阳明胃经、足少阳胆经。如足阳明胃经从头部循面颊、胸腹、膝关节外侧面下行至足部，故头痛、牙痛等头面五官疾病，可取足阳明胃经腹部的腧穴进行治疗。

（二）定位取穴法

定位取穴法是根据腹部的"神龟生物全息影像"的特征，通过选取腹部腧穴（全息点）治疗全身疾病的方法。

薄智云教授通过大量的临床实践发现，腹部的经络是一个多层次的空间结构，人体在腹部的全息影像酷似一个伏在前腹壁上的神龟。其颈部从两个商曲穴伸出，对应于人体的颈肩部；头部伏于中脘穴上下，对应于人体的头面部；尾部从两个气旁穴处向下延伸终于关元附近，对应于人体的腰骶部；其前肢分别由滑肉门引出，在上风湿点屈曲，止于上风湿外点，对应于人体

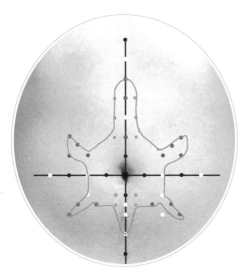

的上肢；其后肢由外陵穴向外延展止于下风湿下点穴，对应于人体的下肢（图2-6及表2-1）。

图2-6　腹部神龟图

表2-1　腹部定位取穴法表

患病部位	腧穴选择
头面部疾患	中脘、阴都及周围的穴位
颈肩部疾患	商曲、石关及附近穴位
上肢疾患	同侧滑肉门至上风湿点、上风上点之间的穴位
下肢疾患	外陵至下风湿点、下风下点之间的穴位
腰骶部疾患	气旁、关元及附近穴位

（三）八廓辨证取穴法

八廓取穴法是以神阙为中心，把腹部分成大致相等的八个部位，各以一个穴位为核心代表一个部位调整脏腑功能的方法。

中脘为火，为离，主心与小肠；关元为水，为坎，主肾与膀胱；左上风湿点为地，为坤，主脾胃；左大横为泽，为兑，主下焦；左下风湿点为天，为乾，主肺与大肠；右上风湿点为风，为巽，主肝与中焦；右大横为雷，为震，主肝胆；右下风湿点为山，为艮，主上焦。如肝肾阴虚出现眩晕、耳鸣、健忘失眠、五心烦热等症状时，可选取巽廓与坎廓的穴位进行治疗（图2-7）。

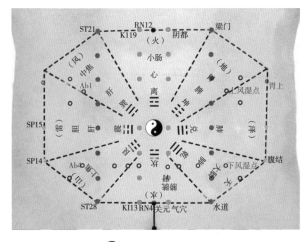

图2-7 腹部八廓图

第三章

腕踝针疗法

腕踝针疗法是根据三阴三阳学说，按照病证在身体不同部位的表现，在腕部或踝部特定部位针刺，以治疗全身疾病的一种方法。

腕踝针疗法的中医理论基础主要是《素问·皮部论》，西医学基础是基于组织液压波的形成与变化、皮下组织的生物学原理和疼痛部位的离子通道变化。腕踝针疗法操作简便、安全省时，动态留针可使效应累积，适应面广，患者易于接受，疗效显著。临床以近部取穴、辨证取穴、对症选穴为原则，按部位、按经络进行配穴，施术部位主要以阿是穴、反应点、常用腕踝部经穴和经外奇穴为主。

第一节　源流发展

一、针刺法在我国的发展历史

（一）奠基于《内经》

原始人使用砭石治病方法较为简单，只用于刺血和排脓。随着针具的改良，针刺方法也得到了不断地发展。早期的医学著作《黄帝内经》（图3-1）就对上古的针刺方法做出了总结，这些方法对后世刺法的发展产生了深远的影响。这些内

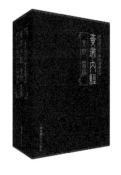

图3-1　《黄帝内经》

容包括：一是指出补泻是针刺治病的基本原则："凡用针者，虚则实之，满则泄之，宛陈则除之，邪胜则虚之。"（《灵枢·九针十二原》）；二是根据病情选择针具："病在皮肤无常处者，取以镵针于病所，肤白勿取。病在分肉间，取以员针于病所。病在经络痼痹者，取以锋针。病在脉，气少当补之者，取以锃针于井荥分输。病痹气痛而不去者，取以毫针。病为大脓者，取以铍针。病痹气暴发者，取以员利针。病痹气痛而不去者，取以毫针。病在中者，取以长针。病水肿不能通关节者，取以大针；病在五脏固居者，取以锋针，泻于井荥分俞，取以四时。"（《灵枢·官针》）；三是提出了运用九针的"九刺""十二刺""五刺"法等刺法及适应证；四是认为"守神"是针刺获取疗效的关键。"精神不进，志意不治，故并不能愈"（《素问·汤液醪醴论》），强调神气在治疗中所发挥的作用；五是在补泻手法方面提到了徐疾补泻、呼吸补泻、捻转补泻、迎随补泻和开阖补泻等方法。这些论述为后世的针刺手法奠定了基础。

（二）发展于唐宋

魏晋时期著名医家皇甫谧的《针灸甲乙经》作为一部承前启后的针灸专著，对皮部、络脉、经筋、卫气相关理论及针刺腧穴进行了归纳总结。至此，浅刺相关理论由散在性论述发展为集中化、系统化的理论体系，对后世浅刺的临床应用产生了深远影响。其在《内经》皮部、卫气相关理论的基础上，进一步从络脉、经筋进行了论述，使后世出现的腕踝针的理论打下坚实的基础。对于适合浅刺的腧穴，该书也进行了初步整理，书中记载腧穴中"刺入一分"的穴位有14个，如颅息、天牖、少商，天井、中冲、少冲等。"刺入二分"的腧穴共20个，如完骨、天柱、鱼际、阳池、蠡沟、足临泣、小海等。此外，对于浅刺法的临床运用范围，皇甫谧也进行了全面的总结，认为浅刺法适用于内、外、妇、儿、五官等各科。

（三）成熟于元明

直至公元12世纪的金元时期，刺法才有了较为长足的发展。金代针灸学家何若愚根据《灵枢》《素问》有关经脉与时间关系的论述，撰成《流注指微论》，倡导"子午流注"按时取穴的时间针法。窦汉卿的《针经指南》提出了"手指补泻法"，即动、退、搓、进、盘、摇、弹、捻、循、扪、摄、按、爪、切十四法，到今天仍然有很高的实用价值。明初针灸学家陈会在其所著《神应经》中提出的"催气手法"，现在仍在临床上广泛使用。明代针灸家徐凤在其所著《金针赋》中提出了一整套复式补泻手法，对"烧山火"和"透天凉"作了系统论述，《金针赋》影响颇为广泛，其后高武之《针灸聚英》和汪机的《针灸问对》所述手法都是在此基础上进行的总结和发挥。明代杨继洲的《针灸大成》总结了明以前针灸成就，在手法上采摘精华，集为大成，并有发挥，提出了"刺有大小"，"大补大泻"、"小补小泻"、"平补平泻"以及"十二经分次手法"和"下手八法"等，至此，针刺手法已臻完善。

（四）新生于中华

新中国成立后，由于党和国家制定中医药发展政策。针灸事业发展到一个新的阶段，古老的针法与西医学技术结合使得以经络腧穴为依据的物理疗法也获得了新的发展，新的针刺法和针刺工具相继出现。例如腕踝针疗法、皮内针疗法及皮内针、揿针、梅花针等针刺工具。

二、腕踝针疗法在新中国的发展

20 世纪 60 年代，上海张心曙教授在电刺激疗法的基础上，受传统经络学说及针刺法的启发，通过不断探索与总结，他在腕部各定六个点，并将身体大致划分成六个相应的区，以此作为治疗的基础。这可以说是腕踝针疗法正式问世之前的雏形。

20 世纪 70 年代，张心曙等人正式定名为"腕踝针"，并开始向医学界推广应用。到 20 世纪 90 年代的前三年，腕踝针疗法在这一时期不但一直存在，并且在阶段文献数量上以较小的幅度在增加，只是文献的数量较少。因此，这段时期可以称作是腕踝针疗法发展的初级阶段。统计结果显示，虽然每个阶段的文献量都相对较少，文献数量的百分比却是在逐步增加，增幅也是不断扩大的。这说明腕踝针这个新生疗法的形成发展是稳步渐进的而且预示着它本身存在的正确性，同时也肯定了腕踝针疗法的前景是比较可观的。

1996~2010 年，这一时期，腕踝针疗法文献的数量上有了较大幅度的增长，可见腕踝针的发展前景确是广阔。腕踝针疗法在这一阶段进入了一个新的发展时期，与之前相比，不但文献数量上有明显的提高，增幅也仍旧是不断增加的，这说明腕踝针疗法问世后，并没有逐渐消失，而是在这一时期已经开始被广泛报道，临床应用范围在不断地扩大，有了一定的发展空间，能够让腕踝针疗法的理论基础得到进一步的完善。

同时，为了规范浅刺针具的临床应用，我国也制定了一系列针具器械的标准和针灸技术操作规范。如 2008 年 4 月 23 日，国家中医药管理局发布了《针灸技术操作规范第 19 部分・腕踝针》(GB/T21709.19–2008)(图 3–2)。这部标准的发布不仅对腕踝针针具进行了规范，同时对其临床应用的规范起到了重要的促进作用。

GB
中华人民共和国国家标准
GB/T 21709.19-2008
针灸技术操作规范 第 19 部分：腕踝针
Standardized manipulations of acupuncture and moxibustion——
Part 19: Wrist-ankle acupuncture
2008-04-23 发布　　2008-07-01 实施
国家质量监督检验检疫总局
国家标准化管理委员会

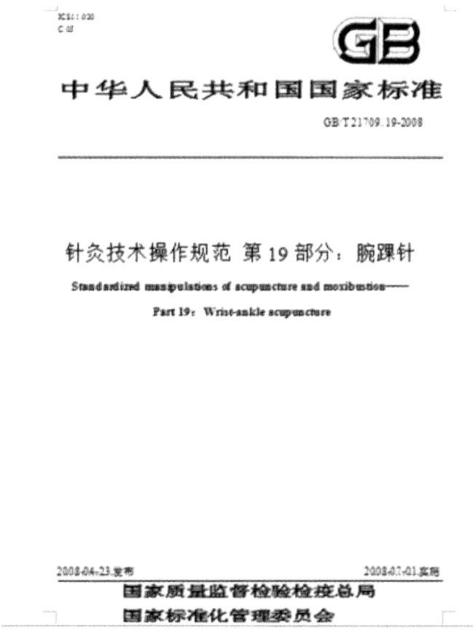

图 3–2 《针灸技术操作规范第 19 部分・腕踝针》

第二节　理论基础

一、中医理论基础

经络学说认为，经络系统是由经脉和络脉组成，以及连属于十二经脉的十二经别、十二经筋、十二皮部等。其中十二皮部指全身体表皮肤按十二经脉分布划分的十二个部区。

《素问·皮部论》："凡十二络脉者，皮之部也。"十二皮部体表区域按十二经脉划分，呈面状分布。是十二经脉功能反映于体表的部位，也是络脉之气散布的所在。腕踝针起源即参考中医针灸学，体表纵区的分布与经络走行类似，因此大多学者认为腕踝针的作用原理与中医经络学说有密不可分的联系。

如乔文雷教授认为腕踝针分区图与六经皮部的分布密切关联，腕踝针的 12 个进针点及针体所刺激到的部位基本在经脉腧穴上，并在放射性核素研究下，进一步证实了皮肤上确有经络分布。也有研究者发现腕踝针分区与十二皮部分区极为相似，十二皮部体表区域按十二经络划分；通过刺激皮下浅表层，激发十二皮部经气，对腰腿部功能活动起到调整修复作用，使气血经络得以畅通。张庆光等则指出，腕踝针针刺时经过皮→络→经→腹→脏来振奋皮部之经气，依次推动体内气血的运行，使阴阳调而安，从而达到治疗效果。

二、西医学基础

（一）皮下组织的生物力学原理

腕踝针进针部位在皮下真皮层的疏松结缔组织层，针体埋在组织间隙中，不仅对周围的组织液产生影响，同时对局部的皮下毛细血管产生一系列影响。

皮下组织血管构成主要以静脉、毛细血管为主，周围为大量的疏松结缔组织。与动脉相比，生理状态下的静脉内压很低，此时弹性系数很小，而且很大程度上依赖于管壁应力的大小。此外静脉富含平滑肌，因而静脉的容量对神经、精神、药物及机械刺激相当敏感。从力学性质看，应将毛细血管和它周围的组织看成一个整体。若周围组织的大小比毛细血管厚大，且组织易扩张，则毛细血管的刚度主要源于周围组织；若周围组织和毛细血管相比不很大，或很松弛，则毛细血管就很容易扩张。真皮下毛细血管可属此例。

针体刺入皮下后对周围组织的微小扰动，产生的应变对周围的毛细血管或小静脉发生应力的变化，这种应力的变化形成的弹性波（化学波）沿着血管交感神经敏感线达到病灶所在处。生物组织不是弹性体，应变的时间段影响着应力，加载和卸载时的应力有一定的区别。在一次大扰动后需要一个调整时期，物理性能才能稳定，这几乎是所有组织的共性。在低应力范围内所有的组织都有滞后、松弛和蠕变现象，这可以解释腕踝针需放置一定的时间才能使效应维持的原因。

（二）组织液压波的形成与变化

临床应用腕踝针时，医者的手下感觉是松软感，感觉进入一道空隙中，无任何阻力感，患者无酸、麻、胀、痛等感觉（一般体针得气所必须具备的针感），起效易达到最佳。可见腕踝针刺入皮下时除了体表刺激使机械刺激信号沿着上述的经络敏感线循行外，其卧针于皮下组织，对周围组织液的这一微小扰动，必然造成皮下周围的组织液原来的平衡状态被破坏，经过一段时间的调整（针刺起效的过程），恢复到新的平衡状态。期间的过程可通过下面力学的原理阐释。

组织液压波的形成：体液运动包括流动和波动、脉管内运动和脉管外运动。20世纪90年代前曾对血压波在血管中的传送问题研究得比较多，而对血管外的压力波传送规律却研究得特少。当腕踝针卧进皮下组织时，必定在皮下疏松结缔组织中占据了原来组织间隙的空间，这一微小扰动产生如前所述的表面波，沿一定的方向传播。

组织液压波的循经传送：根据 Darcy 定律和质量守恒方程，将存在组织液朝向经脉线和沿经脉线的流动。腕踝针的按区选穴刺激可以认为是按照经脉的路线，在皮下组织扰动引起的组织液压波在一定的空间沿着经脉以机械波的形式传送的。而这种有限幅度的扰动引起的波动传播可能出现类似空气动力学里的激波，以声速循经传播，使波动在病灶部位产生激荡现象，故而腕踝针起效较一般体针迅速。

组织压变化对毛细血管——组织交换的影响：许氏等通过实验观察组织压动态变化对毛细血管——组织交换的影响，发现毛细血管渗透率随组织压动态变化而变化，组织压正向脉动时总的趋势是组织压较静态时增大，阻碍了血浆从毛细血管渗出，这使血液压积和表现黏度随之发生动态变化。对于较大的组织液压变化幅度，在组织液压增大时相，表观黏度基本不再增高，这就十分有利于血液的流通以及和组织液间的物质交换，加快了离子的渗透。

（三）疼痛部位的离子通道变化

疼痛是人体在受到伤害性刺激后产生一种不适反应，传统把炎症性疼痛和神经病理性疼痛视为涉及不同的机制。目前研究已证实离子通道与受体的表达在镇痛机制中发挥主要的调控作用。

由于所有感受器或感受末梢的功能都是把外来不同能量形式的刺激信号转变成相应感受器上的电变化，然后再转化成为传入纤维上可作远距离传导的动作电位，即感受器的换能作用。

人体发生损伤时，细胞伤害导致细胞释放出多种蛋白水解酶进入细胞间隙，对周围血管的压力增加，导致周围组织压力增高，血管本身渗透性很好，但组织间隙的高压严重地阻碍了流体和大分子的跨壁传输，病灶周围的离子交换受阻。当针体进入人体后所产生的组织液压波类似冲击波循经传导，用冲击波所具有的瞬间压缩膨胀而产生的力学刺激，使病灶周围的渗透率增高。

人体真皮中存在两根 P 物质 SP 轴突末梢与同一肥大细胞形成的突触样连接，在离体培养的结状神经节，SP 可使 83% 的神经元极化产生一个内向电流，即针体进入皮下后镇痛中的重要物质，通过对皮下血管壁的应力变化引起以 P 物质为主的神经递质的循经信号传导产生的化学波，亦可认为是孤立波，传来的孤立波信号引起轴突内外的钾钠离子的电导率增强，两种波动在病灶局部产生震荡，引起局部组织压的变化导致渗透率的变化，从而加快离子通道的变化，迅速改善了病灶组织的缺血状况，达到了明显止痛效应。

第三节　取穴原则与方法

一、取穴原则

由于穴点的编号和身体上、下6个分区的编号是相一致的，而每一穴点主治的又是与其相一致的同区域病证，故腕踝针取穴的基本方法是在病证所在的同侧同区域选穴治疗。取穴时，横膈线以上的病证选腕部穴点，横膈线以下的病证选踝部穴。

1. 上病选上，下病选下，上下同选。根据疾病的症状和体征所在的上下两段不同的身体分区，选编号相同的腕部进针点或踝部进针点。病变部位位于横膈线附近时，则上下同选。

2. 左病选左，右病选右，左右同选。以前后中线为界，选病变所在同侧的进针点；如症状和体征位于中线附近，则两侧同选。

3. 病位不明，选双上1。不能定位的症状或全身性病证，选两侧上1进针点。

4. 肢体有感觉或运动障碍，发生在上肢者选上5进针点，发生在下肢者选下4进针点。

二、配穴方法

1. 上下同取：如病证跨上下两分区时，则可同时取上、下穴点组方；如前正中线病证，可选上1和下1组方；另如偏瘫，可取上5、下4进行配方；主要症状靠近横隔线亦需上下配穴。

2. 左右共针：对难以确定部位的区域跨向的疾病，如失眠、盗汗、全身瘙痒症等病证，可取左右两侧穴点加以组方，上述病证即可取两侧之上 1 穴。躯干 1、6 区疼痛，如脐周痛取左下 1、右下 1。

3. 前后呼应：针对脏腑功能失调，或损伤为主的疾病，如冠心病取左上 2、左上 5。

4. 三针排列：广泛性痛证或主要症状表现广泛的疾病。

5. 多症并存，以痛为主：以压痛点所在区为依据选取进针点。

第四节 特点

一、取穴简单

对有明确位置的病证，特别是肘膝关节以下的痛证，取一两个进针点即可，而不必像体针那样讲究穴位配伍。这个特点使腕踝针易学易掌握。

二、施术要求严格

腕踝针进针点选择要准确，针刺方向要对准病灶，进针后透过皮肤平贴皮下纵向进针。患者应无酸麻胀痛等感觉，若有，说明针刺过深或过浅，须将针退回重新进针。

三、留针时间长

腕踝针虽然取穴迅捷，往往针入疼痛即减或消失，但若随即起针，疼痛可能复作。把毫针用胶布固定于皮下，不会影响病人正常的生活工作，这样留针时间可长达 1 天或 2 天，甚至更久，从而使镇痛效应持久。此外，腕踝针有安全可靠的特点，不会有损伤神经、血管以及其他组织器官的危险。

技法篇

关键词

○ 检查，针具，
○ 部位，体位，
○ 环境，消毒，
○ 针刺方法，
○ 留针，出针，
○ 注意事项，禁忌

第四章　眼针疗法的操作方法

　　眼针疗法的操作应注意施术前准备、眼针针刺方法、施术后的处理、操作注意事项和禁忌。施术前准备包括针具、部位、体位的选择，针具、施术部位、医者的消毒以及环境的清洁。眼针的针刺方法大体上分为眶内直刺法、眶外平刺法、点刺法、双刺法、眶内外合刺法和压穴法。留针大体分为静置留针法和刮柄刺激法。眼针操作应避免使用刺激性手法，出针时注意按压，以防出血，整个过程中应小心谨慎，牢记其注意事项和禁忌。

第一节　施术前准备

一、针具选择

　　宜用 29-33 号，0.5~1 寸（12~25mm）的一次性毫针。所选择的毫针针身应光滑、无锈蚀，针尖应锐利、无倒钩（图 4-1）。

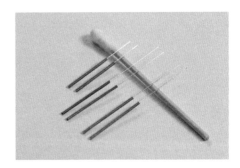

图 4-1　眼针常用毫针规格

二、部位选择

在眼眶内外，选取穴区进行操作。

三、体位选择

选择患者舒适，医者便于操作的治疗体位（图 4-2）。

四、环境要求

环境应清洁卫生，避免污染。

五、消毒

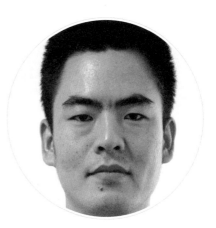

图 4-2

（一）针具消毒

宜选择一次性针具，对于非一次性针具可选择高压蒸汽消毒法。

（二）部位消毒

用 75% 酒精棉球或碘伏棉签、棉球在施术部位消毒，操作时以穴位为中心由内向外绕圈擦拭。

（三）医者消毒

医者双手可先用肥皂水清洗干净，再用 75% 酒精棉球或碘伏棉球擦拭。

第二节　眼针的针刺方法

一、眶内直刺法

以押手固定眼球，持针在紧贴眼眶内缘的穴区，垂直进针 0.5 寸（图 4-3）。

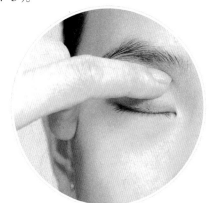

a. 押手（拇指或食指）
　　固定眼球

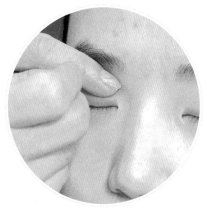

b. 刺手紧贴眼眶内缘

c. 垂直刺入约 0.5 寸（10mm）

图 4-3　眶内直刺法

二、眶外平刺法

持针在距眼眶内缘 2mm 的穴区部位，进行平刺操作，刺入真皮，达至皮下组织，进针 0.5 寸，保持针体处于该穴内（图 4-4）。

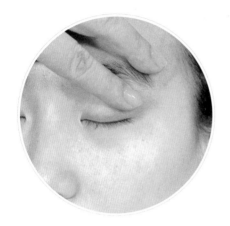
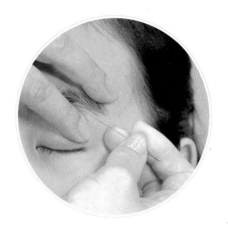

a. 押手食指、中指将穴区皮肤撑开　　　　b. 刺手距眼眶内缘 2mm 平刺

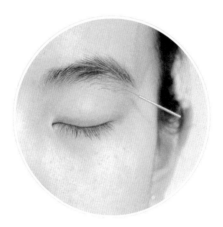

c. 深度约 0.5 寸（10mm）达皮下组织

图 4-4　眶外平刺法

三、点刺法

以押手固定眼睑，使之绷紧，持针在眼睑部选取穴区轻轻点刺 5~7 次，

以不出血为度（图4-5）。

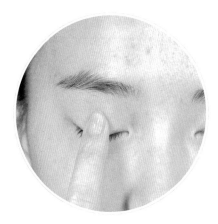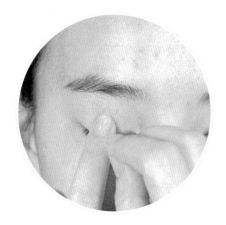

a.押手拇指或食指按住眼睑，使之绷紧　　　　　b.点刺 5~7 次

图 4-5　点刺法

四、双刺法

不论采取眶内直刺法或眶外平刺法，当刺入一针后，在其所处的穴区内，紧贴着针体旁，按同一方向，再刺入一针，均进针 0.5 寸（图4-6）。

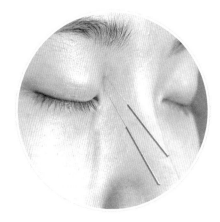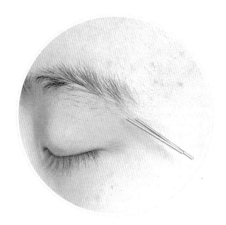

a.眶内直刺法双刺　　　　　　　　　　b.眶外平刺法双刺

图 4-6　双刺法

五、眶内外合刺法

于同一穴区内，在眶内、眶外各刺一针，均进针 0.5 寸（图 4-7）。

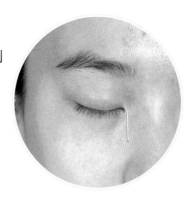

a.眶内直刺法刺入

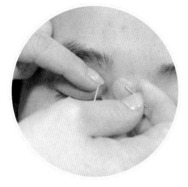

b.在同一穴区，再用眶外平刺法刺入

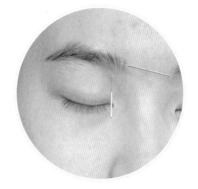

c.眶内外合刺

图 4-7　眶内外合刺法

六、压穴法

于所选取的穴内，使用点穴棒、三棱针柄等，按压眼眶内缘，以局部产生酸、麻、胀感为度，持续按压 15~30 分钟（图 4-8）。

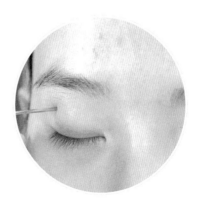

图 4-8　压穴法

第三节　施术后处理

一、行针技术的操作要求

一般情况下，进针后不需行针，无需提插、捻转；如果进针后针感不明显，可施以刮柄法或将针体提出 1/3，稍改变方向后再行刺入。

二、留针

（一）静置留针法

留针期间不施行任何针刺手法，让针体留置在穴区内。一般情况下，留针时间宜在 15~30 分钟。

（二）刮柄刺激法

留针期间内，如果局部得气感不明显，则可间歇重复施行刮柄法，以加强刺激。一般情况下，在 15~30 分钟内，宜间歇行针 1~2 次，每次 0.5~1 分钟。

三、出针

以刺手的拇、食二指捏持针柄，轻轻转动后缓慢出针 1/2，然后慢慢拔出，拔针后即刻用干棉球按压针孔，宜按压 1~3 分钟（图 4-9）。

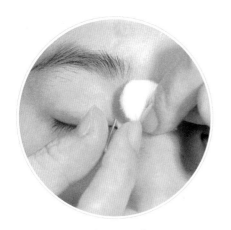

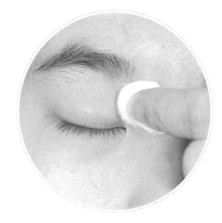

a. 捏住针柄，缓缓出针 1/2　　　　　b. 用棉球按压针孔 1~3 分钟

图 4-9　出针操作方法

四、治疗间隔、疗程

眼针技术治疗时，宜每日 1 次，连续治疗 10~14 天为 1 个疗程，休息 2 天后，可进行下 1 个疗程。

第四节　操作注意事项和禁忌

一、操作注意事项

（一）留针注意事项

1. 留针要因人而宜，体弱者留针时间较短，体壮者可适当延长留针时间。婴幼儿和躁动者，以及其他难于合作者，不宜留针。

2. 留针要因时而宜，夏季天气炎热，不宜久留针；冬季气候寒冷，适宜久留针。

3. 留针要因病而宜，病情轻、症状轻或经治疗症状已消失者，可以不留针或短时间留针；病情重、症状顽固者宜久留针。

4. 留针要注意安全，留针期间要叮嘱患者及家属不要碰触留置在眼眶内外的毫针，以免折针、弯针。对需要长期留针而又有严重心脑血管疾病者，须加强监护，以免发生意外。

（二）操作注意事项

1. 注意晕针或晕血情况。

2. 注意局部出血或血肿情况。

3. 注意进针时勿伤及眼球。

4. 点刺操作时，进针宜浅，手法宜轻、宜快。

5. 注意防止操作部位感染。

二、禁忌

1. 孕妇及新产后慎用眼针疗法。

2. 患者精神紧张、大汗后、劳累后或饥饿时慎用本疗法。

3. 震颤不止，躁动不安，眼睑肥厚者慎用。

第五章

腹针疗法的操作方法

腹针疗法施术前应当进行腹部检查，选择针具、体位以及进行常规消毒。腹针的常用处方大体分为天地针，引气归原，腹四关，调脾气、风湿点。临床应用时，应在辨证的基础上灵活选用相对应的处方。操作过程中，手法应轻柔，注意避开毛孔、血管及肿大的肝脾，牢记适应证及禁忌证。

第一节　施术前的准备

一、腹部检查

施术前首先检查患者肝、脾的大小以及是否有触痛。然后对准备施治的部位从上而下进行触压，对每一个部位的肌紧张、压痛等进行仔细甄别，了解上述症状的出现是否与治疗的疾病相关。

二、针具选择

针具的选择通常依据病人的胖瘦、病程的长短、病气的深浅及疾病的虚实等几个方面确定。如图5-1及表5-1所示。

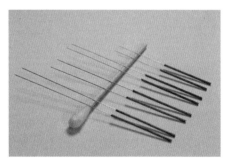

图 5-1　腹针常用毫针规格

表 5-1　针具选择

针具	分型	适应证
0.25*50mm	A1 肥胖型	
0.25*40mm	A2 正常型	头痛、颈椎病、肩周炎、网球肘、腰痛、坐骨神经痛、类风湿关节炎等
0.25*25mm	A3 消瘦型	
0.22*50mm	B1 肥胖型	
0.20*40mm	B2 正常型	脑血管病后遗症、小儿脑瘫、老年病等
0.20*25mm	B3 消瘦型	

三、体位选择

进行腹针治疗时，患者应选用仰卧位（图 5-2）。

四、消毒

施术前应对针具、操作者的双手及施术部位进行消毒。

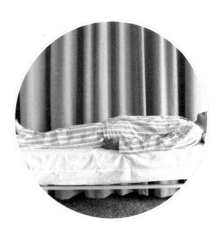

图 5-2　患者仰卧位

　　针具消毒

宜选择一次性毫针，对于重复使用的毫针应选择高压蒸汽灭菌法。

◯ 穴位消毒

可用 75% 酒精或安尔碘以穴位为中心，由内向外绕圈消毒。

◯ 医者消毒

医者双手应先用肥皂水清洗干净，再用 75% 酒精棉球擦拭。

第二节　腹针的针刺方法

一、进针深度

由于腹壁的分层局部解剖结构不同，同一组穴位可以依据针刺深浅的不同，对外周系统产生不同的影响而治疗多种疾病。腹针的针刺深度分为天（浅刺）、地（深刺）、人（中刺）三部，如图 5-3 所示。

一般来说，病程较短或其邪在表的疾病，针刺天部；病程虽长，未及脏腑或其邪在腠理的疾病，针刺人部；病程较长，累及脏腑或其邪在里的疾病针刺地部。

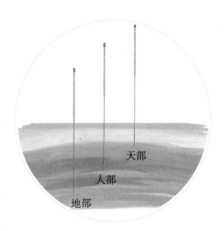

天部

人部

地部

图 5-3　针刺深度示意图

二、针刺手法

⊙ 进针

采用单手或双手舒张进针法进针，然后将针刺入预期的深度（图5-4）。

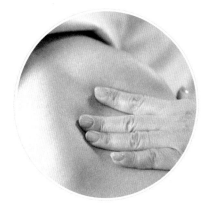

a. 押手食指、中指将皮肤撑开并压紧

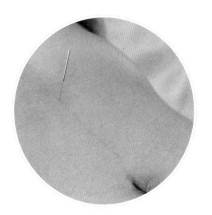

b. 刺入预期深度

图 5-4　进针方法

⊙ 候气

进针后，停留 3~5 分钟候气。

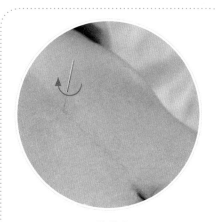

a. 捻转法

小幅度捻转法，一般不超过 90°

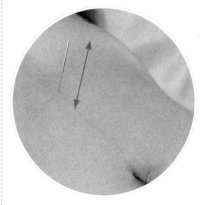

b. 提插法

缓慢提插，频率 60 次 / 分钟以内

图 5-5　行针方法

◎ 行针

采用捻转手法或轻捻转结合慢提插的方法行针产生针感（图5-5）。

◎ 留针

一般留针时间为30分钟左右。可采用静留针法，亦可采用动留针法，即每隔5分钟行针1次以加强针感。

◎ 补泻

腹针的补泻手法依据刺激的强弱而定，即弱刺激为补法，强刺激为泻法。临床应用时宜根据患者体质及病情采用恰当的补泻手法，但腹针疗法的适应证以慢性病居多，故补法更为常用。

第三节 腹针常用处方

一、天地针（图5-6）

1.组成：中脘、关元
2.功能：培补脾肾

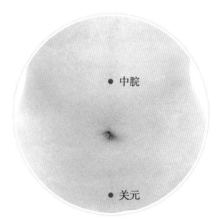

图 5-6 天地针

二、引气归原（图5-7）

1. 组成：中脘、下脘、气海、关元
2. 功能：治心肺、调脾胃、补肝肾

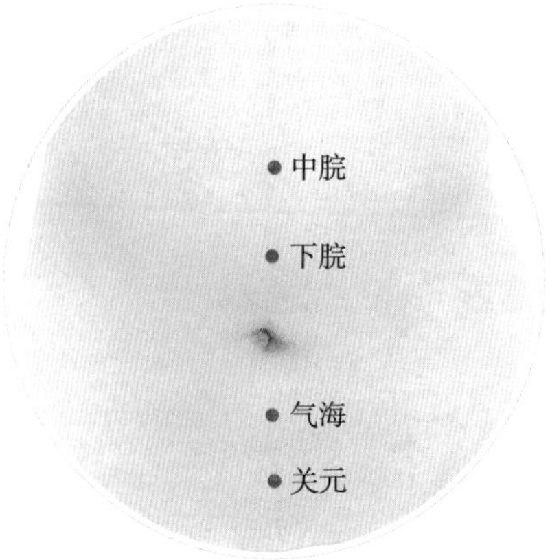

中脘

下脘

气海

关元

图5-7　引气归原

三、腹四关（图5-8）

1. 组成：左右滑肉门、外陵
2. 功能：通调气血、疏理经气

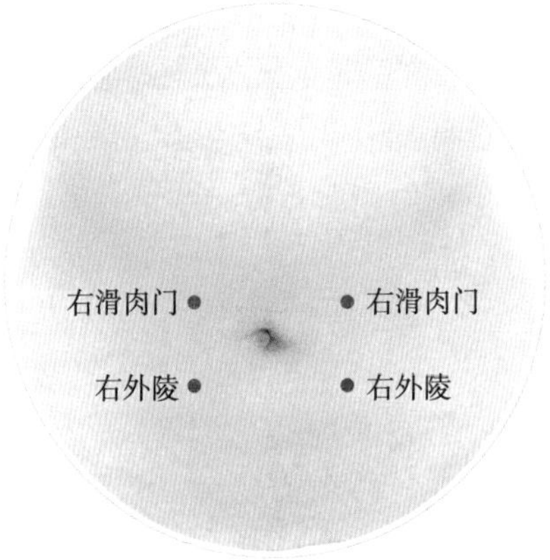

右滑肉门　　　右滑肉门

右外陵　　　右外陵

图5-8　腹四关

四、调脾气（图5-9）

1. 组成：左右大横
2. 功能：健脾祛湿、滑利关节

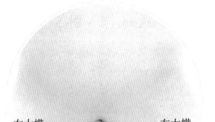

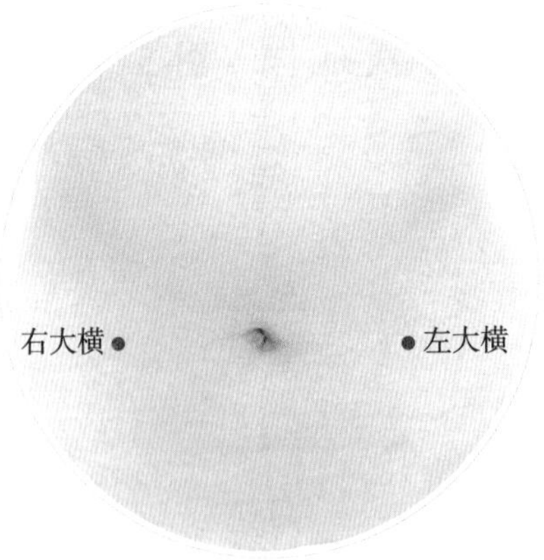

右大横　　　左大横

图5-9　调脾气

五、风湿点（图 5-10）

1. 组成：上、下风湿点
2. 功能：祛风除湿、消肿化瘀

临床应用时，应在辨证的基础上灵活选用相对应的处方，如颈椎病或者中风后遗症与肝肾亏虚相关者，宜选用引气归原针。调脾气针常与腹四关合用治疗腰部疾患和坐骨神经痛，与风湿点合用治疗全身关节炎或肩周炎等病证。

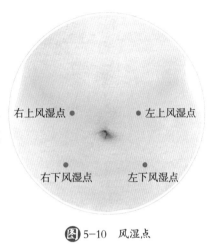

图 5-10　风湿点

第四节　操作注意事项及腹针的适应证、禁忌证

一、注意事项

1. 进针时应避开毛孔、血管，施术宜轻柔。
2. 肝脾肿大患者，针刺两肋时不宜太深以免刺伤肝脾。
3. 慢性病体质虚弱者，需谨慎处之。

二、适应证

1. 病程较久、内伤脏腑的全身性疾病，如脑血管病后遗症、脑动脉硬化、老年性痴呆、心血管病、癔症等。

2. 脏腑失衡后引起的疾病，如血栓性耳聋、眼底出血、球后视神经炎、视神经萎缩等。

3. 病程虽短，但与脏腑正气不足相关的疾病，如颈椎病、肩周炎、腰腿痛等。

三、禁忌证

腹针的针刺部位是腹部，一切原因不明的急腹症、急性腹膜炎、肝脾肿大引起的脐静脉曲张、腹腔内部肿瘤并广泛转移、女性大月份孕期均为禁忌证。

第六章

腕踝针疗法的操作方法

腕踝针疗法施术前应当进行仔细检查以明确病证部位，选择针具、体位，进行常规消毒，保持环境卫生。实施操作时，明确进针点及针刺方向，应当避开血管，沿皮下表浅部位缓慢进针，必要时进行调针。

第一节　施术前的准备

一、针具选择

根据病情和进针点选择 25mm 或 40mm 毫针。

二、体位选择

根据病情选择患者舒适、医者便于操作的施术体位。

三、环境要求

应注意环境清洁卫生，避免污染。

四、消毒

针具消毒

应选择高压蒸汽灭菌法。宜选择一次性毫针。

部位消毒

可用 75% 乙醇或 0.2% 安尔碘或碘伏在施术部位消毒。

医者消毒

医者双手应用肥皂水清洗干净，再用 75% 乙醇擦拭。

第二节　腕踝针的施术方法

在对患者进行针法操作之前，应详细询问病史并对患者进行仔细检查，明确病证部位之后，再进一步确定进针点以及针刺方向。通常情况下，进针点的位置不变，但是如果针体通过的皮下有较粗血管或者针尖要刺入皮肤之处疼痛明显以及针尖的方向需朝下时，均须将进针点的位置沿纵的直线方向适当移位（图 6-1）。针刺的方向一般朝上，如症状在手、脚等部位时，针尖就要朝下刺。选好进针点以后，常规消毒针体与皮肤。具体操作步骤如下。

一、进针

手持针柄，使针体与皮肤表面成 30°，先用拇指端旋转针柄，使针尖通过皮肤，过皮后即将针体放平，贴近皮肤表面，顺直线眼皮下表浅部位进针。进针时，宜稍缓慢，针下感觉要松，如有阻力或出现酸、麻、胀、痛等感觉，都说明针尖已深入肌层，此时应将针尖退至皮下更表浅的部位，再行刺入。通常刺入皮下的长度为 1.4 寸，此时即可观察原有疼痛症状是否有所消除，必要的时候须进行调针。

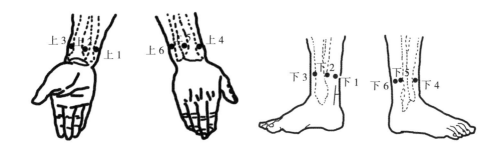

a.腕部进针点   b.踝部进针点

图 6-1 腕踝部进针点

二、调针

这是操作方法的一个重要环节。进针后，如果原有疼痛等症状未能完全消除，可能的原因和处理方法如下。

1.针体刺入的位置不够表浅。处理时，应先退针，然后尽可能沿皮下更表浅的部位再行针刺。

2.针尖的方向不准或者是针尖未沿纵的直线方向插入，或者是针插入后原有症状向旁转移时，应当在须稍退针后，将针尖的方向作相应的偏斜，然后再刺入。如病证恰在中线上，进针时应使针尖略偏往中线方向。

3.针体刺入皮下的长度，有时也有关系。有时是针体进入皮下的长度不够，此时可将针完全插入；有的是在原有症状的部位出现麻木感、沉重感，甚至出现头晕、心慌等一系列新的症状，这种情况可能是由于针体插入过长，应立即稍退针直至症状消失。

经调针后如果患者症状仍未消失，可继续留针观察。

三、留针

留针时间一般为半个小时，对于慢性病证可适当延长留针时间，留针不做提插捻转等强刺激手法。

四、拔针

用消毒棉球压住针孔，然后迅速拔针。

第三节　腕踝针疗法的适应证、注意事项和禁忌

一、适应证

按分区查明病证所在区，即在腕踝部选取相应同一区域的进针点。腕与踝部各有6个点，分别代表上下6个区。下面将各点位置以及适应证介绍如下（图6-2）。

1.腕部　进针点共6个，约在腕横纹上二横指（内关、外关）一圈处。从掌间尺侧至桡侧，再从腕背桡侧至尺侧，依次称作为上1、上2、上3、上4、上5、上6.

上1　位置：在小指侧的尺骨缘前方，用拇指端按压觉凹陷处。适

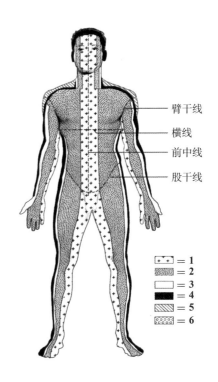

臂干线
横线
前中线
股干线

⊞⊡ = 1
▨ = 2
□ = 3
■ = 4
▨ = 5
▨ = 6

a.腕踝针身体分区（正面）

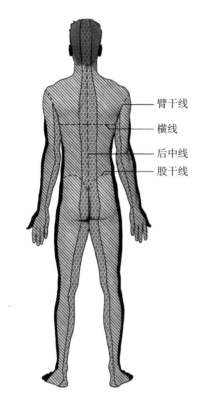

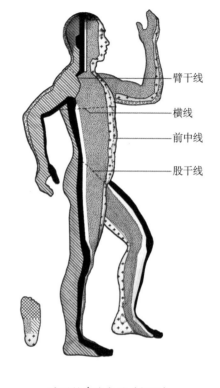

b.腕踝针身体分区（背面）　　　　　　　　c.腕踝针身体分区（侧面）

图 6-2　腕踝针身体分区

应证：前额痛、目疾、鼻炎、面神经炎。前牙肿痛、咽喉肿痛、咳喘、胃脘痛、心悸、眩晕、盗汗、失眠、郁证、癫痫等。

上 2　位置：在腕掌侧面的中央，掌长肌腱与桡侧腕屈肌腱之间，即内关穴。适应证：颌下肿痛、胸闷、胸痛、回乳、哮喘等。

上 3　位置：靠桡动脉外侧。适应证：如高血压、胸痛等。

上 4　位置：手掌向内，在拇指侧的桡骨缘上。适应证：如头顶痛、耳疾、颞下颌关节炎、肩周炎、胸痛等。

上 5　位置：腕背的中央，即外关穴。适应证：如后颞部痛、肩周炎、上肢麻木、痹证、上肢运动障碍、肘腕和指关节痛等。

上 6　位置：小指侧尺骨缘背。适应证：如后头痛、枕项痛、脊柱（颈胸段）痛等。

2. 踝部　踝部进针点有6个。约在内、外踝最高点上三横指（相当悬钟、三阴交穴）一圈处，从跟腱内侧起向前转到外侧跟腱依次为下1、下2、下3、下4、下5、下6。

下1　位置：靠跟腱内缘。适应证：如上腹部胀痛、痛经、白带多、遗尿、阴部瘙痒症、足跟痛等。

下2　位置：在内侧面中央，靠胫骨后缘。适应证：如胁痛、侧腹痛、过敏性肠炎等。

下3　位置：胫骨前缘向内1cm处。适应证：如膝关节痛等。

下4　位置：胫骨前缘与腓骨前缘的中点。适应证：如股四头肌部痛、膝关节炎、下肢痿痹、下肢瘫痪、趾关节痛。

下5　位置：在外侧面中央。适应证：如髋关节痛、踝关节扭伤等。

下6　位置：靠跟腱外缘。适应证：如急性腰扭伤、腰肌劳损、骶髂关节痛、坐骨神经痛、腓肠肌痉挛、脚前掌趾痛。

二、注意事项

1. 针刺部位应防止感染。

2. 针刺时如出现针感，应将针退至真皮下重新刺入。

3. 留针期间可用医用胶布固定针柄。

4. 注意晕针的发生。

5. 孕妇慎用。

6. 精神病患者不宜长时间留针。

三、禁忌

1. 腕踝部位肌肉挛急者。

2. 针刺部位有血管怒张、瘢痕、伤口、严重溃疡及肿物者。

临床篇

关键词

○ 落枕
○ 肩关节周围炎
○ 腰间盘突出症
○ 肥胖症

第七章

痛证

三叉神经痛

概述

三叉神经痛是以三叉神经分布区出现放射性、烧灼样、抽掣样疼痛为主症的疾病，是临床上最典型的神经痛。本病多发于 40 岁以上的女性。

病因病机

本病多与外感风邪、情志不调、外伤等因素有关。风寒之邪侵袭面部阳明、太阳经脉，寒性收引，凝滞经脉，气血痹阻。

眼针疗法

○ 处方

上焦区（图 7–1）。

上焦区：位于 3 区。

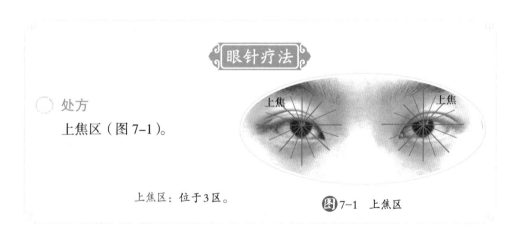

图 7–1　上焦区

⚬ 操作

穴位常规消毒后，选用 0.20mm×25mm 的毫针，以左手指按压眼球及眼眶，使眼眶皮肤绷紧，医者持针在距上焦区眼眶内缘 2mm 的穴区部位，进行平刺操作，刺入真皮，达至皮下组织，进针 0.5 寸，保持针体处于该穴区内，静置留针 15 分钟。起针时右手拇、食二指缓缓将针拔出，用干棉球按压针孔以防出血（图 7-2）。

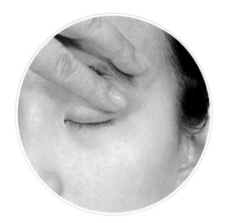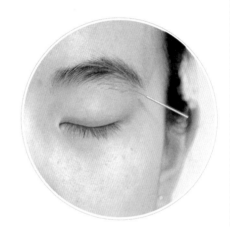

a. 左手压紧、撑开穴区皮肤　　　　b. 右手持针平刺 0.5 寸

图 7-2　眼针疗法操作分步

〖腕踝针疗法〗

进针点取患侧上 1、上 2 穴（上 1：腕横纹上 2 指，尺骨内侧缘与尺侧屈腕肌间；上 2：腕横纹上 2 指，掌长肌腱与桡侧屈腕肌腱之间，即内关穴上）（图 7-3）。

在进行过程中，除针尖通过皮肤时有轻微刺痛外，不应有其他感觉，否则要调整进针方向或深浅度。每日 1 次，每次留针 2 小时，7 次为 1 个疗程。

当针尖通过皮肤后，即将针放平，紧贴皮肤表面，沿直线在皮肤下进针到针柄根部。

　　皮肤穴位治疗点常规消毒后，用30号、1.5寸长不锈钢毫针，针尖与皮肤表面呈15°进针。

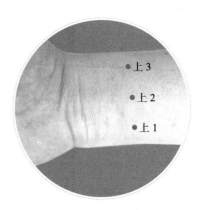

a. 上 1、上 2 穴的体表位置

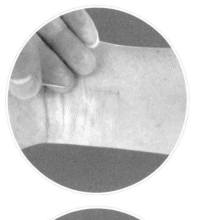

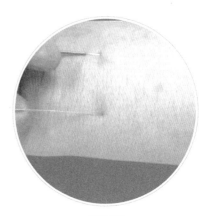

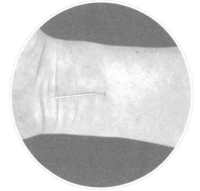

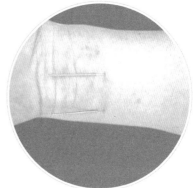

b. 针刺点　上 2

c. 针刺点　上 1

图 7-3　上 1、上 2 穴的体表位置与针刺点

偏头痛

概述

　　偏头痛是一类有家族发病倾向的周期性发作疾病，表现为发作性的偏侧搏动性头痛，伴恶心、呕吐及羞明，经一段间歇期后再次发病，在安静、黑暗环境内或睡眠后头痛缓解。在头痛发生前或发作时可伴有神经、精神功能障碍。

病因病机

　　偏头痛的确切病因及发病机制仍处于讨论之中。很多因素可诱发、加重或缓解偏头痛的发作。通过物理或化学的方法，学者们也提出了一些学说。对于某些个体而言，很多外部或内部环境的变化可激发或加重偏头痛发作。如激素变化、某些药物、天气变化、某些食物添加剂和饮料、睡眠过多或过少、闪光、灯光过强、紧张、生气、情绪低落、哭泣等等。

眼针疗法

○ 处方

胆区、上焦区（图 7-4）。

胆区：位于 4 区。

上焦区：位于 3 区。

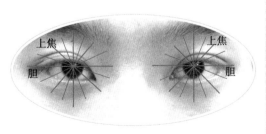

图 7-4　胆区、上焦区

⊙ 操作

穴位常规消毒后，选用 0.20mm×25mm 的毫针，以左手指按压眼球及眼眶，使眼眶皮肤绷紧，医者持针在距胆区、上焦区眼眶内缘 2mm 的穴区部位，进行平刺操作，刺入真皮，达至皮下组织，进针 0.5 寸，保持针体处于该穴区内，静置留针 15 分钟。起针时右手拇、食二指缓缓将针拔出，用干棉球按压针孔以防出血（图 7-5）。

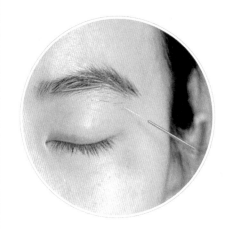 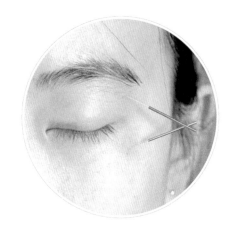

a. 眶外平刺法针刺上焦区　　　　　　　　　　b. 用眶外平刺法针刺胆区

图 7-5　平刺胆区、上焦区

〖腕踝针疗法〗

进针点选用患侧上 3、上 4、上 5 穴。上 3 位于桡动脉桡侧，桡骨边缘处；上 4 位于拇指侧的桡骨缘上；上 5 位于腕背部的中央、尺桡骨之间。三穴均在腕横纹上 2 寸取穴（图 7-6）。

皮肤穴位治疗点常规消毒后，用不锈钢毫针，针尖与皮肤表面呈 15° 进针，针尖朝向近心端，快速进针。

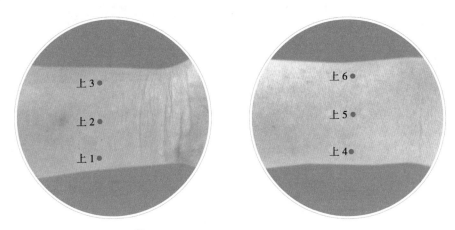

图7-6 上3、上4、上5穴的体表位置

当针尖通过皮肤后，即将针放平，紧贴皮肤表面，沿直线在皮肤下进针到针柄根部。

进针宜缓慢、松弛，在进针过程中，除针尖通过皮肤时可引起轻微刺痛外，要求不引起患者的酸、麻、胀、重感，否则需要调整进针方向及深浅度。每日针刺1次，每次留针30分钟（图7-7）。

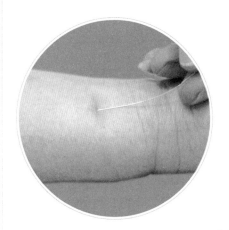
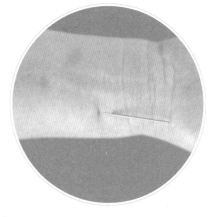

a. 针刺点上3

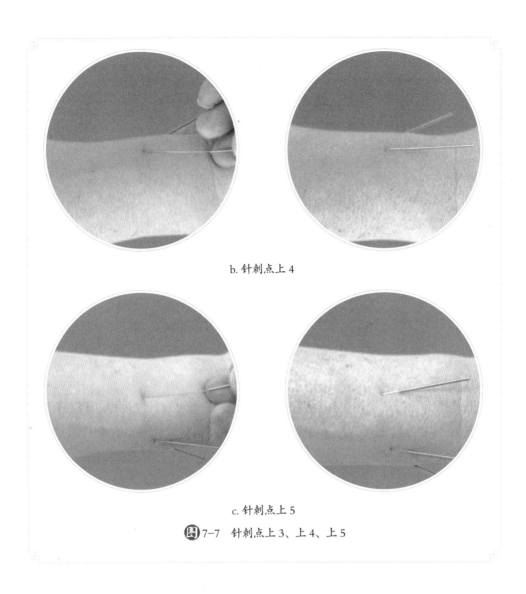

b. 针刺点上 4

c. 针刺点上 5

图 7-7　针刺点上 3、上 4、上 5

落　枕

概述

　　落枕是指急性单纯性颈项强痛、活动受限的一种病证，系颈部伤筋。轻者 4~5 日自愈，重者可延至数周不愈；如果频繁发作，常常是颈椎病的反应，西医学认为本病是各种原因导致颈部肌肉痉挛所致。

病因病机

睡眠姿势不正，或枕头高低不适，或因负重颈部过度扭转，使颈部脉络受损；或风寒侵袭颈背部，寒性收引，使筋络拘急；颈部筋脉失和，气血运行不畅，不通而痛。颈项侧部主要由手三阳和足少阳经所主，因此，手三阳和足少阳筋络受损，气血阻滞，为本病的主要病机。

眼针疗法

○ 处方

上焦区、肺区（图 7-8）。

上焦区：位于 3 区。
肺区：位于 1 区。

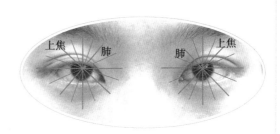

图 7-8　上焦区、肺区

○ 操作

穴位常规消毒后，选 0.20mm × 25mm 的毫针，左手按住眼球，使眼眶皮肤绷紧，右手持针在距上焦区眼眶内缘 2mm 的穴区部位，进行平刺操作，刺入真皮，达至皮下组织，进针 0.3~0.5 寸，保持针体处于该穴区内；眶内直刺法针刺肺区，直刺进针深度为 0.2~0.3 寸，不施手法，留针 10~15 分钟，期间嘱患者颈部向各方向转动，幅度由小到大。起针时右手拇、食二指缓缓将针拔出，用干棉球按压针孔以防出血（图 7-9）。

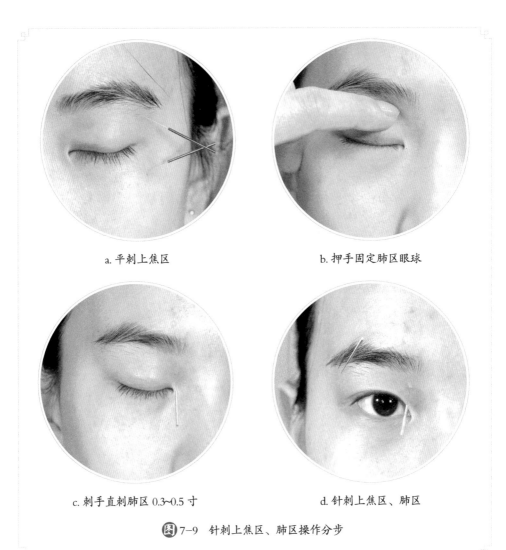

a. 平刺上焦区

b. 押手固定肺区眼球

c. 刺手直刺肺区 0.3~0.5 寸

d. 针刺上焦区、肺区

图 7-9　针刺上焦区、肺区操作分步

腕踝针疗法

　　进针点取双侧上 5、上 6。上 5 位于腕背横纹上二横指处，腕背的中央，即外关穴。上 6 位于腕背横纹上二横指处，小指侧尺骨缘背（图 7-10）。

　　当针尖通过皮肤后，即将针放平，紧贴皮肤表面，沿直线在皮肤下进针

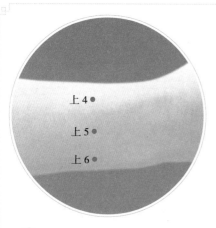

图 7-10 上5、上6 穴的体表位置

到针柄根部。

皮肤常规消毒后，用 30~32 号、1.5 寸毫针，针体与皮肤呈 15°，针尖朝向近心端，快速进针。

进针宜缓慢、松弛，在进针过程中，除针尖通过皮肤时可引起轻微刺痛外，要求不引起患者的酸、麻、胀、重感，否则需要调整进针方向及深浅度。每日针刺 1 次，每次留针 30 分钟（图 7-11）。

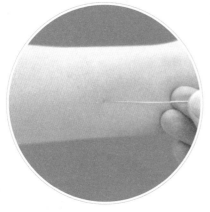
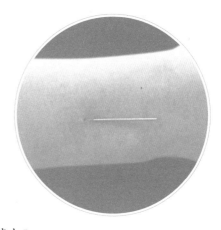

a. 针刺点上5

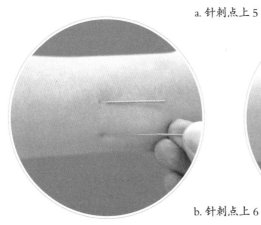
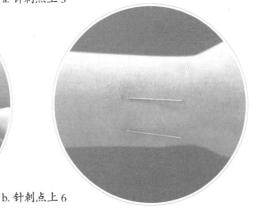

b. 针刺点上6

图 7-11 针刺点上5、上6

腹针疗法

◎ 处方

中脘、商曲（患侧）、滑肉门（患侧）（图7-12）。

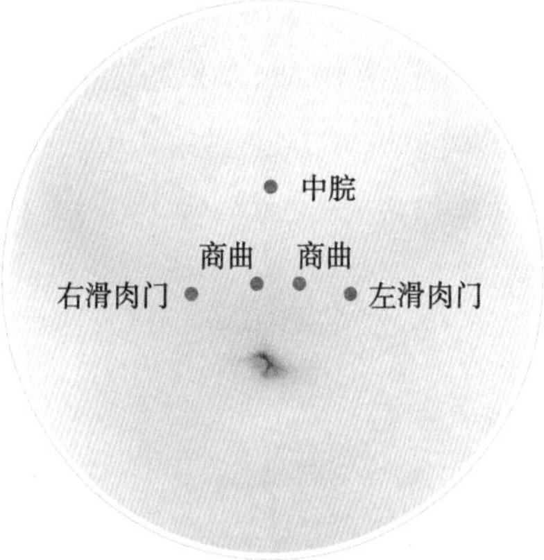

● 中脘

商曲　商曲

右滑肉门 ●　● ● 左滑肉门

中脘：在上腹部，前正中线上，当脐中上4寸。

商曲：在上腹部，当脐中上2寸，前正中线旁开0.5寸。

滑肉门：在上腹部，当脐中上1寸，距前正中线2寸。

图 7-12　中脘、商曲、滑肉门的体表位置

◎ 操作

穴位常规消毒后，根据患者体型选择 0.20~0.25mm×40mm~0.25mm×50mm 规格的毫针直刺中脘、商曲、滑肉门 0.5~1 寸，小幅度捻转得气后留针 20 分钟，然后出针（图7-13）。

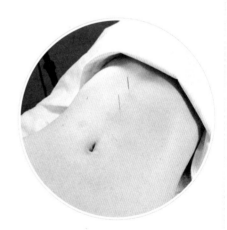

图 7-13　针刺中脘、商曲（患侧）、滑肉门（患侧）

颈椎病

颈椎病又称颈椎综合征，是指颈椎及周围的软组织，如椎间盘、黄韧带、脊髓鞘膜等发生病理改变，导致颈神经根、颈脊髓、椎动脉及交感神经受到压迫或刺激而产生的各种症状。其部分症状可分别见于中医学的"颈肩痛""肩背痛""项强""颈筋急""头痛""眩晕"等病证中。

颈椎病按其受压部位不同，一般可分为颈型、神经根型、脊髓型、交感型、椎动脉型、混合型等。临床表现为以颈、项、背部的疼痛为主。颈型颈椎病在颈、项、背部有明显的压痛点。神经根型颈椎病多见颈脊神经所支配区域的麻木、疼痛，以手指发麻和上肢无力为主。脊髓型颈椎病常见颈脊髓损害的表现，可见下肢乏力、行走困难。交感型颈椎病主要表现为头晕、眼花、耳鸣、手麻、心动过速、心前区疼痛等一系列交感神经症状。椎动脉型颈椎病常伴有颈性眩晕的发生。

腕踝针治疗适用于以颈项痛为主症者及各型颈椎病的早期阶段。

病因病机

中医学认为本病因年老体弱，肝肾不足，气血渐衰，督脉空虚，筋骨失养；或久坐耗气，劳损筋肉；或感受外邪，客于经脉；或跌仆损伤，使颈部经络受阻，气血瘀滞，导致颈部疼痛、僵硬、酸胀，上肢疼痛麻木等症状。本病主要与督脉和手足太阳经密切相关。

眼针疗法

◯ **处方**

上焦区、肝区、肾区（图 7-14）。

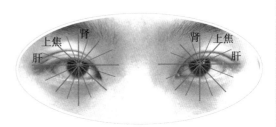

上焦区：位于 3 区。

肝区：位于 4 区。

肾区：位于 2 区。

图 7-14　上焦、肝、肾区

◯ **操作**

穴位常规消毒后，选用 0.20mm×25mm 的毫针，左手按住眼球，使眼眶皮肤绷紧，右手持针沿皮平刺上焦区、肝区、肾区 0.3~0.5 寸，轻刮针柄得气后，留针 15 分钟。起针时右手拇、食二指缓缓将针拔出，用干棉球按压针孔以防出血（图 7-15）。

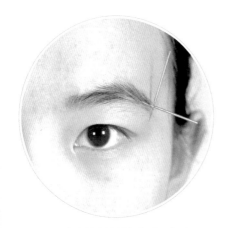

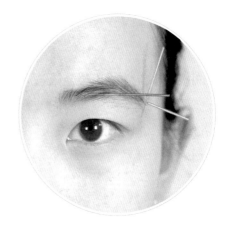

a. 眶外平刺法针刺上焦区、肝区　　b. 眶外平刺法针刺上焦区、肝区、肾区

图 7-15　平刺上焦区、肝区、肾区

腕踝针疗法

进针点在双腕部上4、上5、上6（腕部腕横纹上二横指绕内关与外关一圈处）。上4在桡骨外侧缘上；上5在前臂背面中点，即外关穴上；上6在尺骨内侧缘背面（图7-16）。

皮肤常规消毒后，用30~32号、1.5寸毫针，针体与皮肤呈15°，针尖朝向近心端，快速进针。

当针尖通过皮肤后，即将针放平，紧贴皮肤表面，沿直线在皮肤下进针到针柄根部。

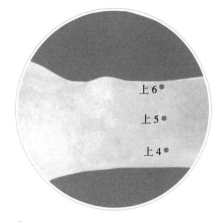

图 7-16 上4、上5、上6穴的体表位置

常规消毒针体与皮肤，用三指持针柄，针尖刺入皮肤时呈30°，以拇指前端轻旋针柄，勿用力推针以免针体弯曲，针尖通过皮肤后将针放平，紧贴皮肤表面沿直线进针，进针时要求阻力小，如阻力较大或针刺部位出现胀、痛、麻等感觉时，均表示针刺入肌膜下深层组织，须退针尖至皮下，重新从表浅部刺入，进针深度一般为平刺1.4寸（图7-17）。

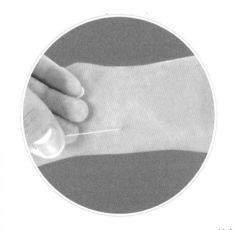
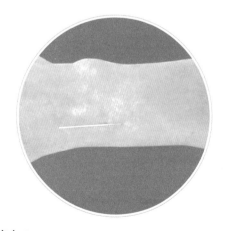

a. 针刺点上4

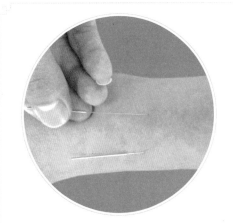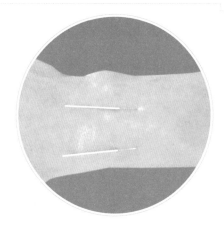

b. 针刺点上 5

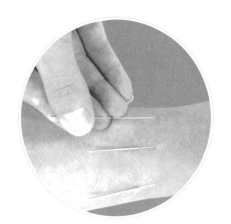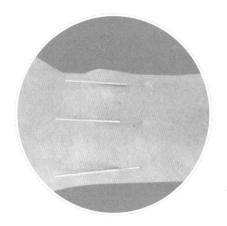

c. 针刺点上 6

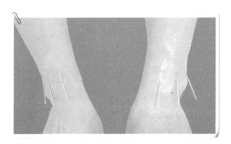

d. 针刺点双下肢上 4、上 5、上 6 穴

图7-17　针刺腕踝部上 4、上 5、上 6 穴

【腹针疗法】

处方

天地针（中脘、关元）、商曲（双侧）、滑肉门（双侧）（图 7-18）。

中脘：在上腹部，前正中线上，当脐中上 4 寸。

关元：在下腹部，前正中线上，当脐中下 3 寸。

商曲：在上腹部，当脐中上 2 寸，前正中线旁开 0.5 寸。

滑肉门：在上腹部，当脐中上 1 寸，距前正中线 2 寸。

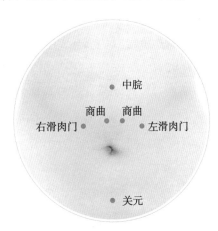

图 7-18　中脘、关元、商曲、滑肉门的体表位置

操作

穴位常规消毒后，根据患者体型选择 0.20~0.25mm × 40mm~0.25mm × 50mm 规格的毫针，深刺中脘、关元，浅刺商曲，中刺滑肉门，小幅度捻转得气，留针 20~30 分钟，然后出针（图 7-19）。

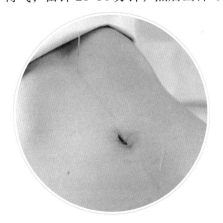

a. 深刺中脘、关元

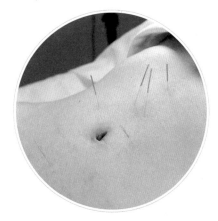

b. 中刺滑肉门，浅刺商曲

图 7-19　针刺天地针、滑肉门、商曲

肩关节周围炎

概述

肩周炎是指肩关节及周围软组织损伤、退变而引起的一种慢性无菌性炎症，是以肩关节疼痛、活动功能障碍和肌肉萎缩为临床特征的一种疾病，简称肩周炎。本病又名"肩凝症""冻结肩""漏肩风""五十肩"等。50岁上下的人易发本病，常发生在单侧肩部，女性略多于男性。肩周炎病因不明，多有自然转归期，一般约为2年。

病因病机

肩周炎的病理过程可分为：凝结期（疼痛期）、冻结期（僵硬期）和解冻期（恢复期）。

疼痛期

病证主要位于肩关节囊，关节囊挛缩，关节腔容量减少，肱二头肌肌腱粘连。肱二头肌腱伸展时，有不适及束缚感，肩前外侧疼痛，可扩展至三角肌止点。

僵硬期

此期除关节囊挛缩外，关节周围大部分软组织均受累，组织纤维化并挛缩而失去弹性，脆弱而易撕裂；冈上、冈下、肩胛下肌紧张，将肱骨头抬高，限制其各方向活动；肩峰下滑囊增厚、腔闭塞，关节囊、肱二头肌腱与腱鞘均有明显粘连。

恢复期

约7~12个月后，炎症逐渐消退，疼痛逐渐减轻，肩部粘连缓慢、进行性松解，活动度逐渐增加。

眼针疗法

处方

上焦区、肺区（图 7-20）。

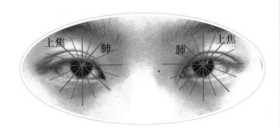

上焦区：位于 3 区。

肺区：位于 1 区。

图 7-20　上焦区、肺区

操作

患者坐位，眼睑闭合，常规消毒后，医者左手压在眼球，右手持 0.20mm × 25mm 的毫针在距穴区眼眶内缘 2mm 处以眶外平刺法将针刺入上焦区，深度为 0.3~0.5 寸，以眶内直刺法针刺肺区，直刺 0.2~0.3 寸，每隔 5 分钟运针一次（指甲刮针柄），留针 10~15 分钟。起针时右手拇、食二指缓缓将针拔出，用干棉球按压针孔以防出血（图 7-21）。

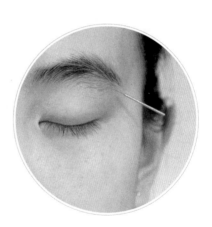

a. 眶外平刺法平刺上焦区

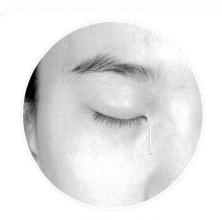
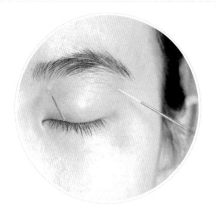

b. 眶内直刺法直刺肺区

c. 针刺上焦区、肺区

图7-21 针刺上焦区、肺区操作分步

腕踝针疗法

进针点多选取患侧相应同一区的腕部上4、上5（腕部腕横纹上二横指绕内关与外关一圈处）。上4在拇指侧的桡骨缘上，上5在腕背的中央，即外关穴（图7-22）。

皮肤常规消毒后，用30~32号、1.5寸毫针，针体与皮肤呈15°，针尖朝向近心端，快速进针。

当针尖通过皮肤后，即将针放平，紧贴皮肤表面，沿直线在皮肤下进针到针柄根部。

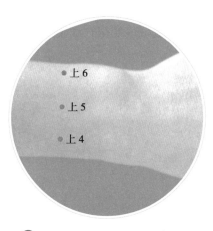

图7-22 上4、上5穴的体表位置

用75%酒精消毒针体与皮肤，以针与皮肤呈30°，快速进入皮下，然后将针体放平，沿皮下浅层刺入 1.5 寸，针下需松软，无阻滞感，若病人有痛、麻、胀、沉感，说明进针过深，重新调整，然后让患者站起，做多种活动，特别是前屈、外展、后伸等活动，直至患者活动有轻松感为止（图 7-23）。

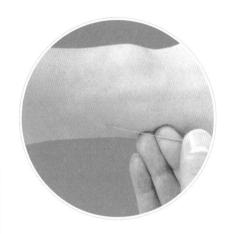
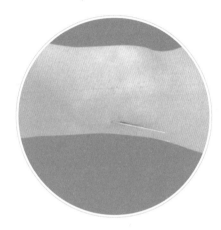

a. 针刺点上 4

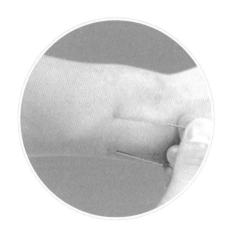
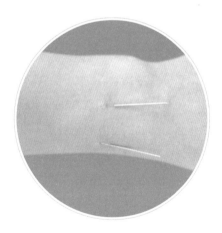

b. 针刺点上 5

图 7-23　针刺点上 4、上 5

腹针疗法

处方

中脘、商曲（健侧）、滑肉门（患侧）（图7-24）。

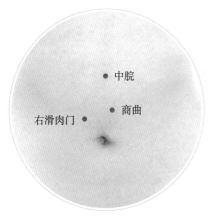

中脘：在上腹部，前正中线上，当脐中上4寸。

商曲：在上腹部，当脐中上2寸，前正中线旁开0.5寸。

滑肉门：在上腹部，当脐中上1寸，距前正中线2寸。

图 7-24　中脘、商曲、滑肉门的体表位置

操作

穴位常规消毒后，根据患者体型选择0.20~0.25mm×40mm~0.25mm×50mm规格的毫针直刺，中脘深刺，商曲（健侧）浅刺，滑肉门（患侧）中刺。小幅度捻转得气后，留针20~30分钟，然后出针（图7-25）。

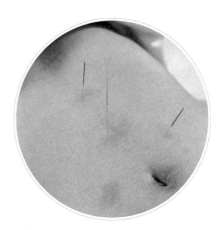

图 7-25　针刺中脘、商曲（健侧）、滑肉门（患侧）

网球肘

概述

网球肘是"肘劳"的一种，属"伤筋"范畴，一般起病缓慢，常反复发作，无明显外伤史，多见于从事旋转前臂和屈伸关节的劳动者，如木工、钳工、水电工、矿工及网球运动员等。主要表现为肘关节活动时疼痛，一般在肱骨外上髁有局限性压痛点。初期只感觉到肘关节外侧酸痛，患者自觉肘关节外上方活动痛，疼痛有时可向上或向下放射，感觉酸胀不适，不愿活动。

病因病机

本病病因主要为慢性劳损。前臂在反复地做拧、拉、旋转等动作时，可使肘部的筋脉慢性损伤，迁延日久，气血阻滞，脉络不通，不通则痛。手阳明经筋受损是本病的主要病机。

眼针疗法

○ 处方

上焦区（图7-26）。

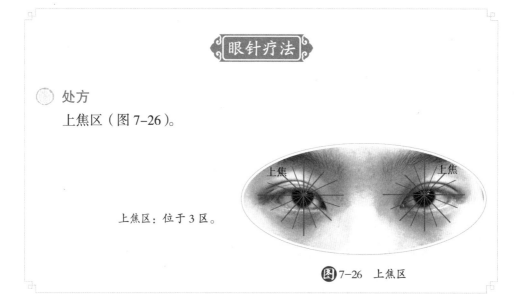

上焦区：位于3区。

图7-26 上焦区

操作

　　患者坐位，眼睑闭合，常规消毒后，医者左手压住眼球，使穴区眼眶皮肤绷紧，右手持 0.20mm×25mm 的毫针在距穴区眼眶内缘 2mm 处，进行平刺操作，刺入真皮，达至皮下组织，深度 0.3~0.5 寸，保持针体处于该穴内。每隔 5 分钟运针一次（指甲刮针柄），留针 10~15 分钟。起针时右手拇、食二指缓缓将针拔出，用干棉球按压针孔以防出血（图 7–27）。

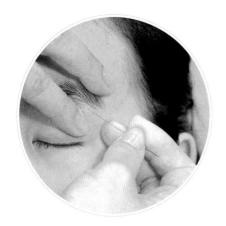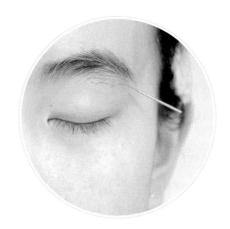

a. 左手压住眼眶皮肤，右手持针刺入　　　　　　b. 刺入 0.3~0.5 寸

图 7–27　平刺上焦区

⟨腕踝针疗法⟩

　　进针点取患侧上 5 穴为主穴。上 5 穴在腕背横纹上二横指处，腕背的中央，即外关穴（图 7–28）。

　　皮肤常规消毒后，用 30~32 号、1.5 寸毫针，针体与皮肤呈 15°，针尖朝向近心端，快速进针。

　　当针尖通过皮肤后，即将针放平，紧贴皮肤表面，沿直线在皮肤下进针到针柄根部。

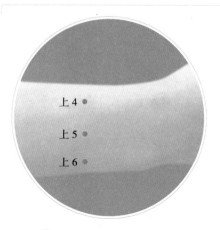

进针后没有酸、麻、胀、痛等感觉，如有痛感，则针刺太浅，如有酸、麻、胀，则针刺太深，应将针退至皮下，重新调整方向与角度后再行刺入，留针30分钟（图7-29）。

图 7-28　上5穴的体表位置

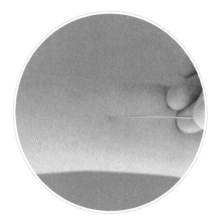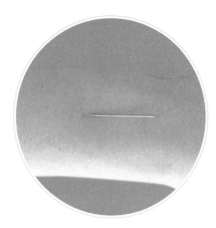

图 7-29　针刺点上5

腹针疗法

⊙ 处方

中脘、商曲（健侧）、滑肉门（患侧）、上风湿点（患侧）（图7-30）。

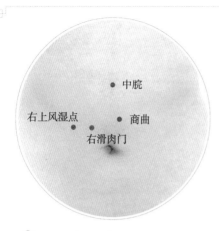

右上风湿点　中脘　商曲　右滑肉门

中脘：在上腹部，前正中线上，当脐中上4寸。

商曲：在上腹部，当脐中上2寸，前正中线旁开0.5寸。

滑肉门：在上腹部，当脐中上1寸，距前正中线2寸。

上风湿点：滑肉门旁开0.5寸、再上0.5寸。

图 7-30　中脘、商曲、滑肉门、上风湿点的体表位置

○ 操作

穴位消毒后，根据患者体型选择 0.20~0.25mm×40mm~0.25mm×50mm 规格的毫针直刺，中脘深刺，商曲中刺，滑肉门、上风湿点浅刺。小幅度捻转得气后，留针20~30分钟，然后出针（图7-31）。

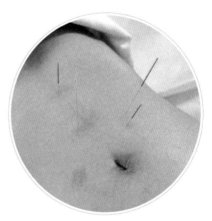

图 7-31　针刺中脘、商曲（健侧）、滑肉门（患侧）、上风湿点（患侧）

胸椎后关节紊乱

概述

胸椎后关节紊乱又称胸椎后关节错缝，临床时有发生。胸椎后关节即关节突关节，由于胸或关节突关节面近似冠状位，两侧有肋骨支撑，胸椎的稳定性相对于颈椎和腰椎为强，发生后关节错峰的机会相对于颈椎和腰椎为少。

病因病机

当胸椎突然受到外力的牵拉、体位变换不当、扭转的时候关节不能随所分担的拉应力和压应力时，则有可能引起胸椎后关节错缝病变。

腕踝针疗法

进针点取患侧上6穴为主穴。

根据患者痉挛软组织的解剖位置，压痛点的位置，及放射痛所涉及的区域在体表的分区确定相应的配穴。如脊柱中线疼痛剧烈配健侧上6穴，背肌疼痛配患侧上5穴，腋下痛配患侧上4、上3穴，前胸痛配患侧上2穴（图7-32）。

皮肤常规消毒后，用30~32号、1.5寸毫针，针体与皮肤呈15°，针尖朝

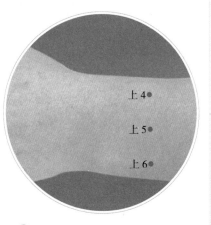

图7-32 上5、上6穴的体表位置

向近心端，快速进针。

当针尖通过皮肤后，即将针放平，紧贴皮肤表面，沿直线在皮肤下进针到针柄根部。

进针后没有酸、麻、胀、痛等感觉，如有痛感，则针刺太浅，如有酸、麻、胀，则针刺太深，应将针退至皮下，重新调整方向与角度后再行刺入。留针 30 分钟，期间嘱患者做扩胸、耸肩、深呼吸等运动（图 7-33）。

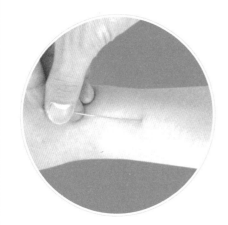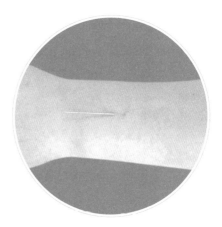

a. 针刺点上 5

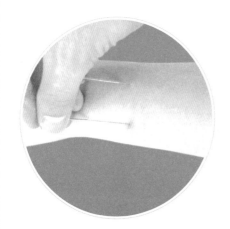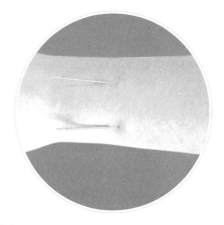

b. 针刺点上 6

图 7-33　针刺上 5、上 6

慢性腰肌劳损

概述

因腰臀部肌肉、筋膜、韧带等组织的慢性损伤而产生的腰痛，称为慢性腰肌劳损，或称功能性腰痛。无明显外伤史，但与职业和工作环境有一定的关系。多表现为起病缓慢，病程缠绵，常常在阴雨天或劳累以后，腰骶部酸痛不适加重。本病可见于成人的各个年龄层。

病因病机

由于长时间的弯腰工作或习惯性姿势不良，或急性损伤之后未得到及时、正确的治疗或治疗不彻底，或风寒湿邪侵袭等，妨碍了局部气血运行，促使和加速腰背肌肉、肌膜和韧带紧张痉挛而变性，并刺激相应神经而引起慢性腰痛。

腕踝针疗法

进针点取下6穴。下6位于靠跟腱外缘（图7-34）。

皮肤常规消毒后，用30~32号、1.5寸毫针，针体与皮肤呈15°，针尖朝向近心端，快速进针。

当针尖通过皮肤后，即将针放平，紧贴皮肤表面，沿直线在皮肤下进针到针柄根部（图7-35）。

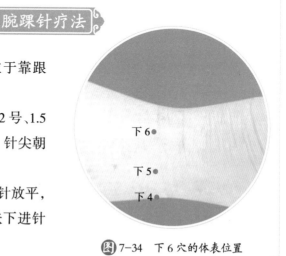

图7-34 下6穴的体表位置

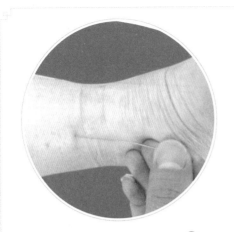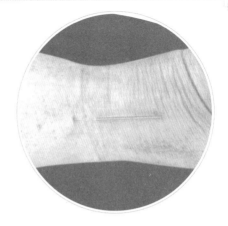

图7-35 针刺点下 6

患者活动踝关节，应无酸、麻、胀痛感，否则需调整进针方向和深浅度。依据症状缓解情况决定是否再次留针。

第三腰椎横突综合征

概述

第三腰椎横突综合征是指第三腰椎横突以及周围软组织的急慢性损伤、劳损，及感受风寒湿邪导致腰三横突发生无菌性炎症、粘连、变性和组织增生、增厚等，从而刺激腰脊神经而引起腰臀部疼痛的综合征。本病好发于青壮年体力劳动者，男性多于女性。

病因病机

腰椎具有生理性前凸，第三腰椎位于其前凸顶点的中间位置，为5个腰椎的活动中心，是腰椎前屈后伸及左右旋转活动的枢纽。第三腰椎横突较其他腰椎横突长，所以此处承受拉应力最大，横突上附着的肌肉、韧带及筋膜等所受的拉应力亦大，故此处构成了最易受到损伤的解剖学基础。各种原因致使穿过筋膜的血管神经束受到刺激和压迫，影响神经的血供和营养，可使神经水肿变粗而出现腰三横突周围乃至臀部、大腿后侧及臀上皮神经分布区域的疼痛。

腹针疗法

◯ 处方

引气归原（中脘、下脘、气海、关元）、气旁（图 7-36）。

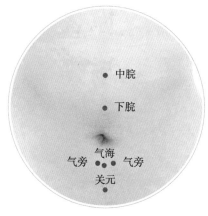

中脘：在上腹部，前正中线上，当脐中上 4 寸。

下脘：在上腹部，前正中线上，当脐中上 2 寸。

气海：在下腹部，前正中线上，当脐中下 1.5 寸。

关元：在下腹部，前正中线上，当脐中下 3 寸。

气旁：气海旁开 0.5 寸。

图 7-36　引气归原、气旁穴的体表位置

◯ 操作

穴位常规消毒后，根据患者体型选择 0.20~0.25mm×40mm~0.25mm×50mm 规格的毫针，引气归原四穴深刺，气旁中刺，施以小幅度捻转法，得气后，气海、关元再施以温针灸，留针 20~30 分钟，然后出针（图 7-37）。

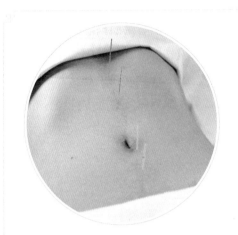

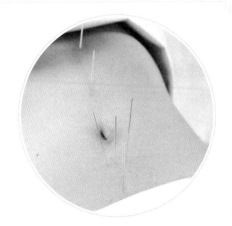

a. 深刺引气归原四穴   b. 中刺气旁穴

图 7-37   针刺引气归原四穴及气旁穴

腕踝针疗法

进针点取下 5（伴内收肌压痛的加下 1）（图 7-38）。

皮肤常规消毒后，用 30~32 号、1.5 寸毫针，针体与皮肤呈 15°，针尖

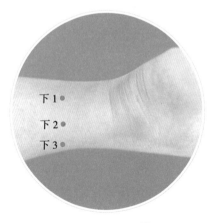

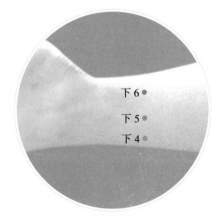

下 1●

下 2●

下 3●

下 6●

下 5●

下 4●

图 7-38   下 1、下 5 穴的体表位置

朝向近心端,快速进针。

当针尖通过皮肤后,即将针放平,紧贴皮肤表面,沿直线在皮肤下进针到针柄根部(图7-39)。

进针后小心地将针退至皮下,将针放平使之与皮肤呈5°~15°,然后沿皮下组织表浅地刺入一定深度。针刺完成后嘱病人活动下肢,要求针刺部位无感觉,若有需重新调针使之达到无感觉的要求。留针30~60分钟。

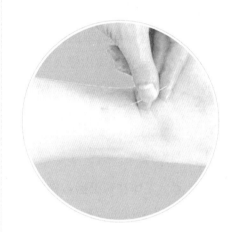
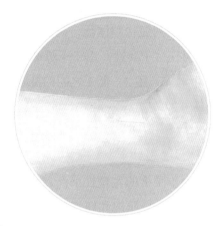

a. 针刺点下1

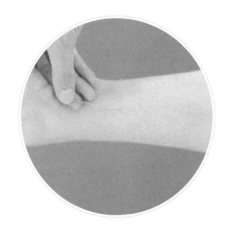
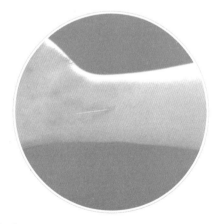

b. 针刺点下5

图7-39 针刺下1、下5

腰椎间盘突出症

概述

腰椎间盘突出症，主要是指腰 4—腰 5、腰 5—骶 1、腰 3—腰 4 的纤维环破裂和髓核组织突出，压迫和刺激相应水平的一侧或双侧腰肌神经根所引起的一系列症状和体征，简称"腰突症"。本病好发于 20~50 岁的体力劳动者，男性多于女性。由于下腰部负重大、活动多，腰椎间盘突出症大多发于腰 4—腰 5、腰 5—骶 1 之间的椎间盘，占 90% 以上；随年龄的增大，腰 3—腰 4、腰 2—腰 3 发生突出的危险性增加。

病因病机

由于腰椎的生理性前凸，其椎间盘前厚后薄，人体在弯腰搬运重物时，因受到体重、肌肉和韧带等张力的影响，髓核可产生强大的反抗性张力。因此，当腰部过度负重或扭伤，很可能使髓核冲破纤维环而向侧后方突出，造成脊神经根、马尾、脊髓的刺激或压迫症状。

眼针疗法

处方

下焦区、肾区（图 7-40）。

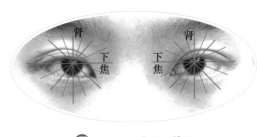

下焦区：位于 8 区。
肾区：位于 2 区。

图 7-40 下焦区、肾区

操作

患者坐位，眼睑闭合，常规消毒后，医者左手固定眼球，右手持0.20mm×25mm的毫针在距穴区眼眶边缘2mm处平刺入肾区，深度为0.3~0.5寸，达皮下组织；右手持针紧贴眼眶内缘将针垂直刺入下焦区，深度为0.2~0.5寸，留针10~15分钟。起针时右手拇、食二指缓缓将针拔出，用干棉球按压针孔以防出血（图7-41）。

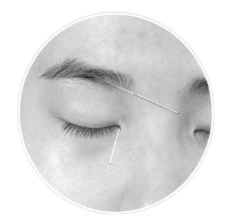 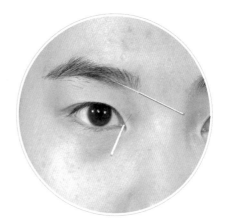

a. 眶外平刺法针刺肾区　　　　　　　b. 眶内直刺法针刺下焦区

图7-41　针刺肾区、下焦区

腕踝针疗法

进针点取患侧下6为主穴，腰痛剧烈者取双侧下6，下肢外侧痛加下5，前侧痛加下4（图7-42）。

常规消毒，取0.25mm×25mm毫针，医者左手固定皮肤，右手拇指、食指、中指持针以30°进针，进入皮下后，将针放平，紧贴皮肤向上推进，直

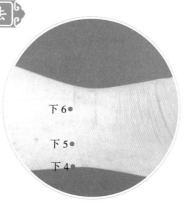

下6●

下5●

下4●

图7-42　下5、下6穴的体表位置

至针身全部推进皮肤，以针下松软无阻力为要（图7-43）。

皮肤常规消毒后，用30~32号、1.5寸毫针，针体与皮肤呈15°，针尖朝向近心端，快速进针。

当针尖通过皮肤后，即将针放平，紧贴皮肤表面，沿直线在皮肤下进针到针柄根部。

患者活动踝关节，应无酸、麻、胀痛感，否则需调整进针方向和深浅度。弯曲针柄，以胶布固定，可留针2~3天。依据症状缓解情况决定是否再次留针。

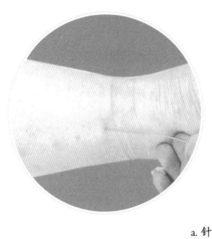
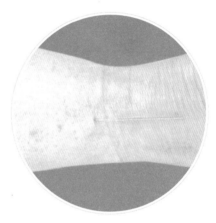

a. 针刺点下6

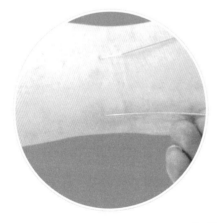
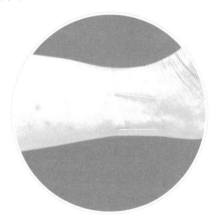

b. 针刺点下5

图7-43　针刺下6、下5

腹针疗法

处方

水分、气海、关元、气旁、外陵、下风湿点、下风湿下点（图7-44）。

水分：在上腹部，前正中线上，当脐中上1寸。

气海：在下腹部，前正中线上，脐中下1.5寸。

关元：在下腹部，前正中线上，脐中下3寸。

气旁：气海旁开0.5寸。

外陵：在下腹部，脐中下1寸，前正中线旁开2寸。

下风湿点：气海旁开2.5寸。

下风湿下点：在下腹部，脐中下2寸，前正中线旁开3寸。

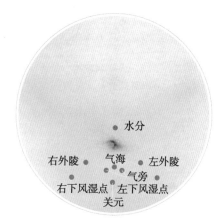

图7-44 水分、气海、关元、气旁、外陵、下风湿点、下风湿下点的体表位置

操作

穴位常规消毒后，根据患者体型选择0.20~0.25mm×40mm~0.25mm×50mm规格的毫针，将针缓慢刺入。水分、气海、关元深刺，气旁、外陵中刺，下风湿点、下风湿下点浅刺。小幅度捻转，得气后留针30分钟，然后出针（图7-45）。

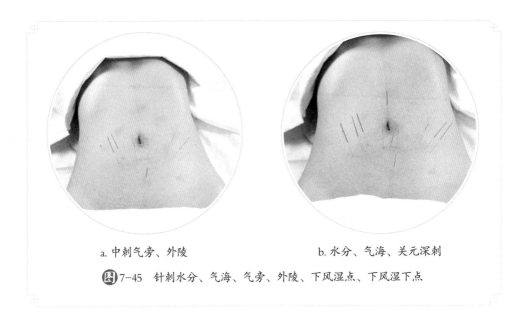

a. 中刺气旁、外陵　　　　　　　　　b. 水分、气海、关元深刺

图7-45　针刺水分、气海、气旁、外陵、下风湿点、下风湿下点

坐骨神经痛

概述

坐骨神经痛是臀部或腰部下方阵发性剧烈疼痛并放射到下肢远端神经丛，或神经干本身受各种病因影响引起坐骨神经及其分布区内疼痛的一种疾病。

病因病机

坐骨神经由腰5~骶3神经根组成。按病损部位分为根性和干性坐骨神经痛两种，根性坐骨神经病变位于椎管内，病因以腰椎间盘突出最多见，其次有椎管内肿瘤、腰椎结核、腰骶神经根炎等。干性坐骨神经病变主要是椎管外坐骨神经上，病因有骶髂关节炎、盆腔内肿瘤、妊娠子宫压迫、臀部外伤、梨状肌综合征、臀肌注射不当以及糖尿病等。

眼针疗法

○ 处方

下焦区、胆区、膀胱区（均取患侧）（图 7-46）。

下焦区：位于 8 区。
胆区：位于 4 区。
膀胱区：位于 2 区。

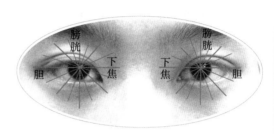

图 7-46　下焦区、胆区、膀胱区

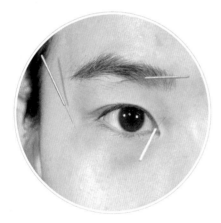

图 7-47　直刺下焦区、平刺胆区、膀胱区

○ 操作

患者坐位，眼睑闭合，常规消毒后，医者左手固定眼球，右手持 0.20mm×25mm 的毫针紧贴眼眶内缘垂直刺入下焦穴区 0.2~0.3 寸，以眶外平刺法针刺胆区、膀胱区，深度 0.3~0.5 寸，留针 10~15 分钟。起针时右手拇、食二指缓缓将针拔出，用干棉球按压针孔以防出血（图 7-47）。

腕踝针疗法

进针点取患侧下 6 为主穴,腰痛剧烈者取双侧下 6,下肢外侧痛加下 5,前侧痛加下 4(图 7–48)。

皮肤常规消毒后,用 30~32 号、1.5 寸毫针,针体与皮肤呈 15°,针尖朝向近心端,快速进针(图 7–49)。

当针尖通过皮肤后,即将针放平,紧贴皮肤表面,沿直线在皮肤下进针到针柄根部。

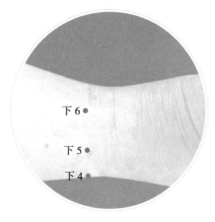

下 6 ·

下 5 ·

下 4 ·

图 7–48　下 4、下 5、下 6 穴的体表位置

患者活动踝关节,应无酸、麻、胀痛感,否则需调整进针方向和深浅度。弯曲针柄,以胶布固定,可留针 2~3 天。依据症状缓解情况决定是否再次留针。如两下肢疼痛,则取双下肢穴。

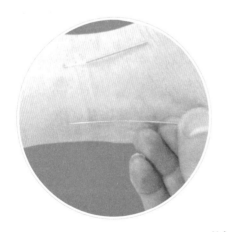

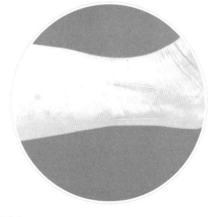

a. 针刺点下 5

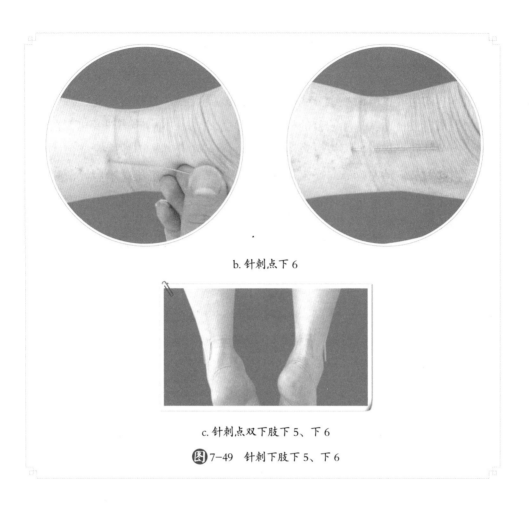

b. 针刺点下 6

c. 针刺点双下肢下 5、下 6

图7-49　针刺下肢下 5、下 6

膝骨性关节炎

 概 述

　　膝骨性关节炎又称增生性膝关节炎、肥大性关节炎、老年性关节炎。膝骨性关节炎是由于膝关节的退行性改变和慢性积累性关节磨损造成的，以膝部关节软骨变性，关节软骨面反应性增生，骨刺形成为主要病理表现。临床上以中老年人发病多见，特别是 50~60 岁的老年人，女性多于男性。

病因病机

本病的病因目前尚不十分明确，一般认为与年龄、性别、职业、机体代谢及损伤有关，尤其与膝关节的机械运动关系密切。本病的病理变化，在早期，因关节软骨积累性损伤导致关节软骨的原纤维变性，而使软骨变薄或消失，引起关节活动时疼痛与受限；在后期，关节囊形成纤维化增厚，滑膜充血、肿胀肥厚，软骨呈象牙状骨质增生。同时，膝关节周围肌肉因受到刺激而呈现先痉挛后萎缩。

腹针疗法

○ 处方

天地针（中脘、关元）、气旁（健侧）、大横、外陵、下风湿点（患侧）（图7–50）。

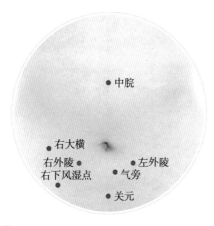

图 7-50 中脘、关元、气旁、大横、外陵、下风湿点的体表位置

气旁：气海旁开0.5寸。

大横：仰卧，在腹中部，脐中旁开4寸。

中脘：在上腹部，前正中线上，脐中上4寸。

关元：在下腹部，前正中线上，脐中下3寸。

外陵：在下腹部，脐中下1寸，前正中线旁开2寸。

下风湿点：气海旁开2.5寸。

◯ 操作

　　穴位常规消毒后，根据患者体型选择 0.20~0.25mm × 40mm~0.25mm × 50mm 规格的毫针，天地针深刺，气旁（健侧）、外陵、大横中刺，下风湿点（患侧）浅刺，小幅度捻转得气后，留针 30 分钟，然后出针（图 7-51）。

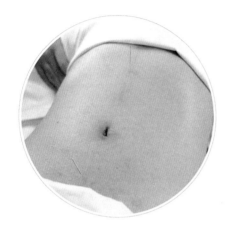 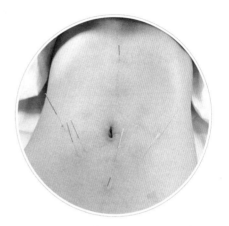

a. 天地针深刺　　　　　　　　　b. 针刺健侧气旁、患侧下风湿点等穴

图7-51　针刺天地针、气旁、大横、外陵、下风湿点

腕踝针疗法

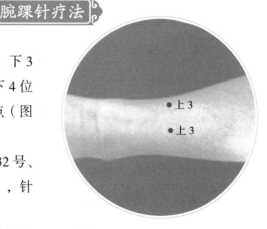

　　进针点取患侧下 3、下 4。下 3 位于胫骨前缘向内 1cm 处；下 4 位于胫骨前缘与腓骨前缘的中点（图 7-52）。

　　皮肤常规消毒后，用 30~32 号、1.5 寸毫针，针体与皮肤呈 15°，针尖朝向近心端，快速进针。

　　当针尖通过皮肤后，即将针放

图7-52　下 3、下 4 穴的体表位置

平，紧贴皮肤表面，沿直线在皮肤下进针到针柄根部（图7-53）。

患者活动踝关节，应无酸、麻、胀痛感，否则需调整进针方向和深浅度。弯曲针柄，以胶布固定，可留针2~3天。依据症状缓解情况决定是否再次留针。

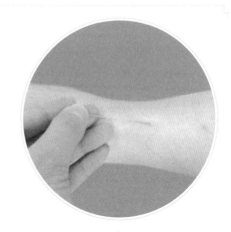

a. 针刺点下 3

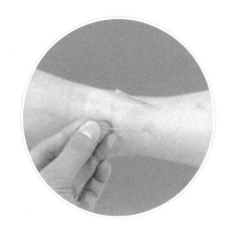

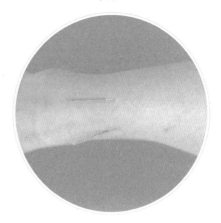

b. 针刺点下 4

图 7-53 针刺下 3、下 4

眼科和五官科病证

第八章

眼肌麻痹

眼肌麻痹，主要指后天性的眼外肌麻痹，它是由多种病因引起的临床常见的一组症状，是由于神经核、神经或眼外肌本身的病变引起的单条或多条眼外肌完全或不完全麻痹所致的眼位偏斜。是神经内科、眼科、内分泌科常见的一种眼病。由于神经受损引起的眼肌麻痹还可以分为周围性、核性、核间性、核上性四种。

中医称之为"目偏斜""风牵偏视""神珠将反"，重者称为"瞳神反背"。

本病起病较急，病人多表现为眼睑下垂，眼球运动障碍，复视，头晕，恶心或步态不稳等。

病因病机

眼肌麻痹多因风邪外袭，直中经络，痰湿阻络，或气血虚弱，筋脉失养，或肝肾阴虚，肝风内动或外伤瘀滞所致。

眼针疗法

○ 处方

主穴：上焦区；配穴：肺区，肝区，脾区，肾区（图8-1）。

上焦区：位于3区。
肺区：位于1区。
肝区：位于4区。
脾区：位于7区。
肾区：位于2区。

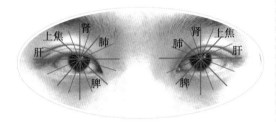

图 8-1 上焦区、肺区、肝区、脾区、肾区

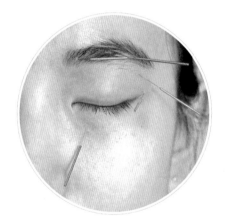

图 8-2 针刺上焦区、肝区、肾区、肺区、脾区

○ 操作

穴位常规消毒后，选用0.20mm×25mm的毫针，以左手指按压眼球，使眼眶皮肤绷紧，右手持针在距眼眶内缘2mm处，按取穴顺序（上焦区、肝区、肾区、肺区、脾区），在经区界限内沿皮横刺进针0.3~0.5寸，不用手法，留针10分钟，起针时右手拇食二指缓缓拔出1/2，停几秒钟慢慢退出，用干棉球紧压针孔以防出血（图8-2）。

腕踝针疗法

进针点取双侧上1，若天柱、肩井有压痛，加患侧上5。上1位于小指侧的尺骨缘前方，用拇指端按压觉凹陷处；上5位于腕背横纹上二横指处，腕背的中央，即外关穴（图8-3）。

皮肤常规消毒后，用30~32号、1.5寸毫针，针体与皮肤呈15°，针尖朝向近心端，快速进针。

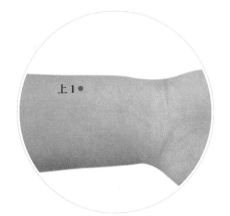

当针尖通过皮肤后，即将针放平，紧贴皮肤表面，沿直线在皮肤下进针到针柄根部（图8-4）。

图8-3　上1穴的体表位置

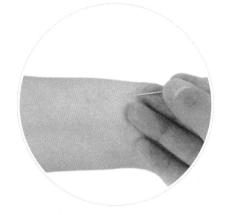
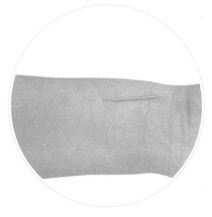

图8-4　针刺上1

进针后将针体放平与皮肤呈 15° 左右贴近皮肤表面，沿皮下进针至针柄根部。进针宜缓慢、松弛，在进针过程中，除针尖通过皮肤时可引起轻微刺痛外，要求不引起患者的酸、麻、胀、重感，否则需要调整进针方向及深浅度。每日针刺 1 次，每次留针 30 分钟。

干眼症

概述

干眼症是指由于泪液的量或质的异常（即泪液生成不足或泪液蒸发过强）引起的泪膜不稳定和眼表面损害，从而导致眼目干涩失却润泽，干燥磨痛，视物昏花不明等症状。属中医"白涩症""神水将枯症"的范畴。

病因病机

干眼症的发生与五脏皆有关系，然而从津液方面考虑，与肝、肾、脾的关系最为密切，其主要病机为脏腑功能失调，虚火灼脏，阴液受损而致津枯液竭，无以濡养目窍。

眼针疗法

○ 处方

上焦区、肝区、肾区（图8-5）。

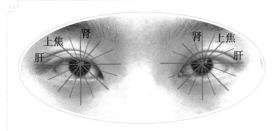

上焦区：位于3区。

肝区：位于4区。

肾区：位于2区。

图8-5　上焦区、肝区、肾区

○ 操作

　　穴位常规消毒后，在肝区、肾区、上焦区内，使用三棱针或毫针针尾按压眼眶内缘，以局部产生酸、麻、胀感为度，每穴持续按压5~10分钟（图8-6）。

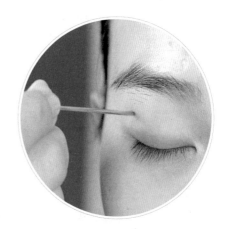

a. 按压上焦区

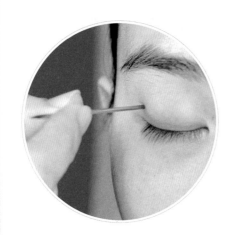

b. 按压肝区

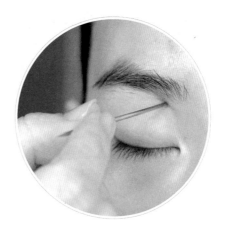

c. 按压肾区

图8-6　按压上焦区、肝区、肾区

进针点在双腕部上1。上1位于小指侧的尺骨缘前方，用拇指端按压觉凹陷处（图8-7）。

针尖朝病端，针具用30号、1.5寸不锈钢毫针，病人取坐位，针刺部肌肉放松。

皮肤穴位治疗点常规消毒后，用30号、1.5寸长不锈钢毫针，针尖与皮肤表面呈15°进针。

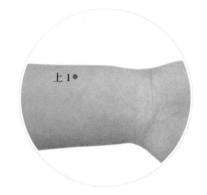

图8-7 上1穴的体表位置

当针尖通过皮肤后，即将针放平，紧贴皮肤表面，沿直线在皮肤下进针到针柄根部。

常规消毒针体与皮肤，用三指持针柄，针尖刺入皮肤时呈15°，以拇指前端轻旋针柄，勿用力推针以免针体弯曲，针尖通过皮肤后将针放平，紧贴皮肤表面沿直线进针，进针时要求阻力小，如阻力较大或针刺部位出现胀、痛、麻等感觉时，均表示针刺入肌膜下深层组织，须退针尖至皮下，重新从表浅部刺入。进针深度一般为平刺1.2寸（图8-8）。

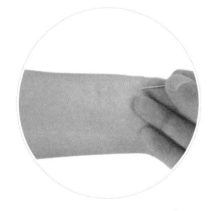

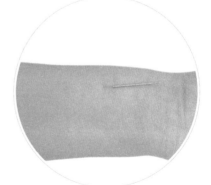

图8-8 针刺点上1

鼻　炎

(概)(述)

　　鼻炎是指鼻腔黏膜的炎性病变，分为急性、慢性和过敏性。急性鼻炎是鼻腔黏膜的急性感染性炎症。慢性鼻炎包括单纯性鼻炎、肥厚性鼻炎和萎缩性鼻炎，为鼻黏膜和黏膜下的慢性炎性疾病，可由急性鼻炎日久不愈迁延而来，或由灰尘或化学物质长期刺激而致。过敏性鼻炎，是由多种特异性致敏原引起的鼻黏膜变态反应性疾病。

　　急性鼻炎以鼻塞、流涕、喷嚏、嗅觉减退为主要症状，常感周身不适，甚或出现高热症状。慢性鼻炎表现为间歇性或交替性鼻塞，昼轻夜重，可有邻近器官受累症状，嗅觉明显减退。过敏性鼻炎呈发作性鼻痒，流清涕，打喷嚏，可有其他变态反应性疾病病史。

　　本病属中医"伤风""鼻鼽"的范畴。微针疗法主要用于慢性鼻炎和过敏性鼻炎。

(病)(因)(病)(机)

　　急性鼻炎多因风寒外袭，肺气不宣或风热上犯，肺失清肃，邪毒上聚鼻窍而发。慢性鼻炎多由肺脾气虚、邪滞鼻窍或邪毒久留、气滞血瘀，阻塞鼻窍。过敏性鼻炎多由肺气虚弱或脾虚、肾亏使肺气受损。

【眼针疗法】

○ 处方

上焦区、肺区（图8-9）。

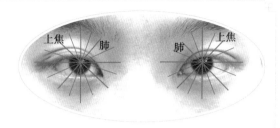

上焦区：位于3区。

肺区：位于1区。

图8-9　上焦区、肺区

○ 操作

　　穴位常规消毒后，在肺区、上焦区内，使用三棱针或毫针针尾按压眼眶内缘，以局部产生酸、麻、胀感为度，每穴持续按压5~10分钟（图8-10）。

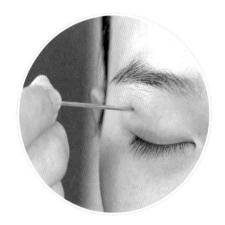

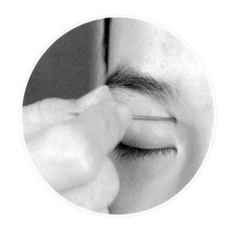

a.按压上焦区　　　　　　　　　　　　b.按压肺区

图8-10　按压上焦区、肺区

腕踝针疗法

进针点取患侧上 1、上 5 穴。上 1 位于小指侧的尺骨缘前方，用拇指端按压觉凹陷处；上 5 在前臂背面中点，即外关穴上（图 8-11）。

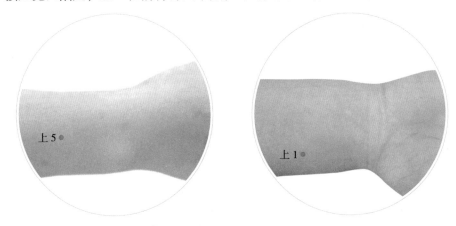

图 8-11　上 1、上 5 穴的体表位置

皮肤穴位治疗点常规消毒后，用 30 号、1.5 寸长不锈钢毫针，针尖与皮肤表面呈 30° 进针。

当针尖通过皮肤后，即将针放平，紧贴皮肤表面，沿直线在皮肤下进针到针柄根部（图 8-12）。

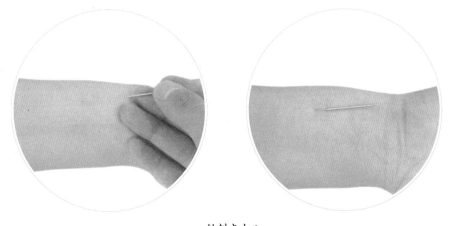

a. 针刺点上 1

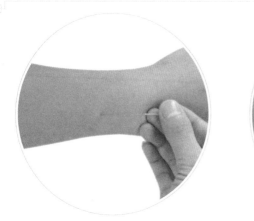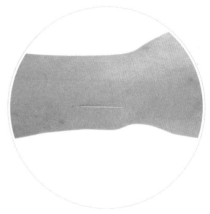

b. 针刺点上 5

图 8-12　针刺上 1、上 5

当针尖通过皮肤后，即将针放平，紧贴皮肤表面，沿直线在皮肤下进针到针柄根部，在进行过程中，除针尖通过皮肤时有轻微刺痛外，不应有其他感觉，否则要调整进针方向或深浅度。

腹针疗法

○ 处方

引气归原（中脘、下脘、气海、关元）、气旁、滑肉门、上风湿点、下脘上（图 8-13）。

中脘：在上腹部，前正中线上，当脐中上 4 寸。

下脘：在上腹部，前正中线上，当脐中上 2 寸。

气海：在下腹部，前正中线上，当脐中下 1.5 寸。

关元：在下腹部，前正中线上，当脐中下 3 寸。

气旁：气海旁开 0.5 寸。

滑肉门：在上腹部，当脐中上 1 寸，距前正中线 2 寸。

上风湿点：滑肉门旁开 0.5 寸、再上 0.5 寸。

下脘上：下脘穴上 0.5 寸。

○ 操作

穴位常规消毒后，根据患者体型选择 0.20~0.25mm × 40mm~0.25mm × 50mm 规格的毫针，引气归原四穴深刺，气旁、滑肉门中刺，上风湿点、下脘上浅刺。小幅度捻转得气后，留针 30 分钟，然后出针（图 8-14）。

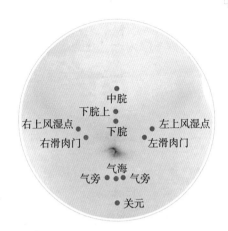

图 8-13　中脘至下脘上的体表位置

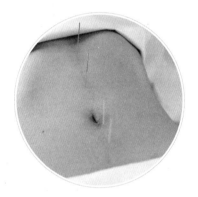

a. 引气归原深刺

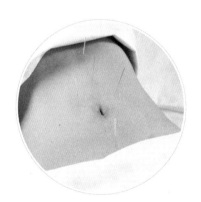

b. 气旁、滑肉门中刺

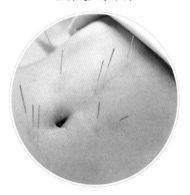

c. 针刺下脘上、上风湿点浅刺

图 8-14　针刺引气归原、气旁、滑肉门、下脘上、上风湿点

耳鸣、耳聋

概述

耳鸣、耳聋都是听觉异常、听力下降的病证。耳鸣是自觉耳内鸣响，声调多种，或如蝉鸣，风声，雷鸣，潮声，汽笛声，哨声等，妨碍听觉；耳聋则是听力不同程度的减退，甚至完全丧失，部分患者伴有耳鸣、耳道阻塞感。西医学的许多疾病包括耳科疾病、脑血管疾病、高血压病等均可出现耳鸣、耳聋。

病因病机

耳鸣耳聋的病因病机是一致的，实证多因外感风热或内伤情志、饮食，致痰湿内盛，气郁化火，循经上扰、蒙蔽清窍所致，常发生于感冒或郁怒后，当责之于肺、肝二脏；虚证多由久病体虚、气血不足，劳倦纵欲，肾精亏耗，精血不能上承，耳窍失养所致，主要为脾肾两虚。

眼针疗法

○ 处方

实证：上焦区、肺区、肝区（图8–15）。

上焦区：位于3区。
肺区：位于1区。
肝区：位于4区。

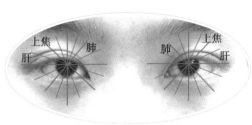

图8–15 上焦区、肺区、肝区

虚证：上焦区、脾区、肾区（图 8-16）。

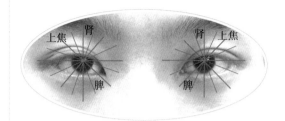

上焦区：位于 3 区。

脾区：位于 7 区。

肾区：位于 2 区。

图 8-16　上焦区、脾区、肾区

○ 操作

　　穴位常规消毒后，选用 0.20mm × 25mm 的毫针，以左手指按压眼球，使眼眶皮肤绷紧，右手持针在距各穴区眼眶内缘 2mm 处沿皮横刺进针，深度为 0.3~0.5 寸，不用手法，留针 10 分钟。起针时右手拇食二指缓缓拔出 1/2，停几秒钟慢慢退出，用干棉球紧压针孔以防出血（图 8-17~ 图 8-18）。

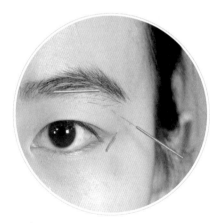

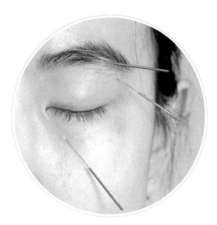

图 8-17　针刺上焦区、肺区、肝区

图 8-18　针刺上焦区、脾区、肾区

腕踝针疗法

进针点取患侧上1、上4、上5穴。上1位于小指侧的尺骨缘前方，用拇指端按压觉凹陷处；上4位于手掌向内，在拇指侧的桡骨缘上；上5在前臂背面中点，即外关穴上（图8-19）。

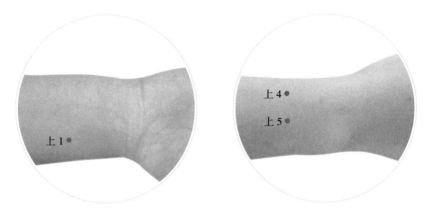

图 8-19　上1、上4、上5穴的体表位置

皮肤穴位治疗点常规消毒后，用30号、1.5寸长不锈钢毫针，针尖与皮肤表面呈30°进针。

当针尖通过皮肤后，即将针放平，紧贴皮肤表面，沿直线在皮肤下进针到针柄根部（图8-20）。

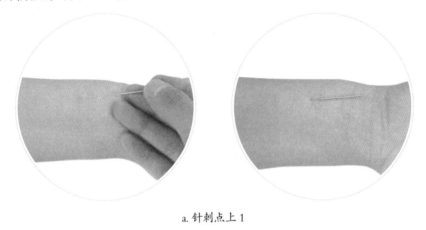

a. 针刺点上1

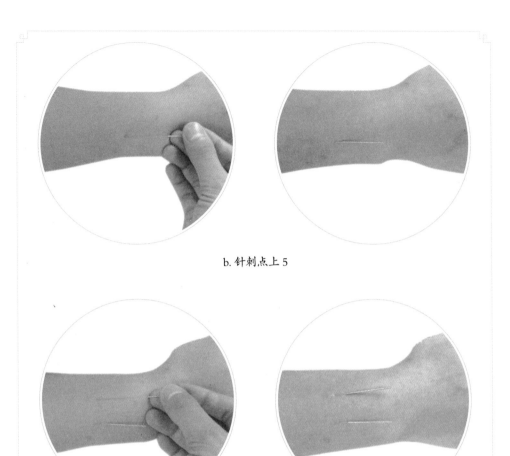

b. 针刺点上 5

c. 针刺点上 4

图 8-20　针刺上 1、上 5、上 4

当针尖通过皮肤后，即将针放平，紧贴皮肤表面，沿直线在皮肤下进针到针柄根部，在进行过程中，除针尖通过皮肤时有轻微刺痛外，不应有其他感觉，否则要调整进针方向或深浅度。每日 1 次，每次留针 2 小时，7 次为 1 个疗程。

腹针疗法

○ 处方

引气归原（中脘、下脘、气海、关元）、商曲（健侧）、滑肉门（患侧）、阴都（患侧）（图 8-21）。

中脘：在上腹部，前正中线上，当脐中上 4 寸。

下脘：在上腹部，前正中线上，当脐中上 2 寸。

气海：在下腹部，前正中线上，当脐中下 1.5 寸。

关元：在下腹部，前正中线上，当脐中下 3 寸。

商曲：在上腹部，当脐中上 2 寸，前正中线旁开 0.5 寸。

滑肉门：在上腹部，当脐中上 1 寸，距前正中线 2 寸。

阴都：在上腹部，当脐中上 4 寸，前正中线旁开 0.5 寸。

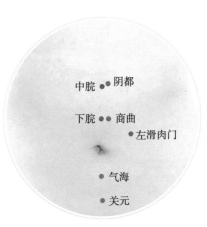

图 8-21 中脘至阴都的体表位置

○ 操作

穴位常规消毒后，根据患者体型选择 0.20~0.25mm × 40mm~0.25mm × 50mm 规格的毫针，引气归原四穴深刺，商曲（健侧）、滑肉门（患侧）中刺，阴都（患侧）浅刺。小幅度捻转得气后，留针 30 分钟，然后出针（图 8-22）。

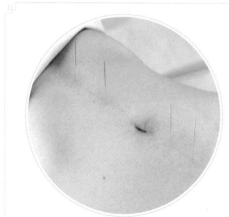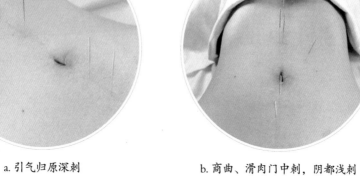

a. 引气归原深刺　　　　　　　b. 商曲、滑肉门中刺，阴都浅刺

图 8-22　针刺引气归原、商曲（健侧）、滑肉门（患侧）、阴都（患侧）

第九章 内科病证

感　冒

⓪述

感冒，是指以鼻塞、流涕、喷嚏、头痛、恶寒、发热、全身不适、脉浮等为主要临床表现的一种外感疾病。一年四季均可发病，以冬、春季节为多，在外感病中最为常见。病情轻者多为感受当令之气，称为伤风；病情重者多为感受非时之邪，称为重伤风；在一个时期地域内广泛流行、病情类似、症状严重者，称为时行感冒。多见于西医学的感冒、流行性感冒及其他上呼吸道感染疾病等。

病因病机

感冒多因感受触冒六淫、时行之邪，侵袭肺卫，卫表不和，肺失宣肃所致。以风邪为主因，多与寒热暑湿之邪夹杂为患，秋冬多感风寒，春夏多感风热，长夏多夹暑湿，但以风寒、风热为多见。

肺司呼吸，外合皮毛，开窍于鼻，风邪自口鼻而入，故呈现一系列的肺卫症状。外邪侵袭人体是否发病，关键在于卫气之强弱，同时与感邪轻重有关。由于外邪有偏寒、偏热和夹湿的不同，加之禀赋体质有所偏差的情况下，最易内外相引而发病，素体阳虚者易受风寒，偏寒则寒邪束表，毛窍闭

132

塞，肺气不宣；阴虚者易受风热、燥热，偏热则热邪犯肺，肺失清肃，腠理开泄；痰湿体质者易受外湿，夹湿则阻遏清阳，留连难解。

腕踝针疗法

进针点选用双侧上 1 穴，若天柱、肩井部有压痛，加患侧上 5。上 1 位于小指侧的尺骨缘前方，用拇指端按压觉凹陷处；上 5 位于腕背部的中央，尺桡骨之间（图 9-1）。

皮肤常规消毒后，用 30~32 号、1.5 寸毫针，针体与皮肤呈 15°，针尖朝向近心端，快速进针。

皮肤穴位治疗点常规消毒后，用 30 号、1.5 寸长不锈钢毫针，针尖与皮肤表面呈 15° 进针。

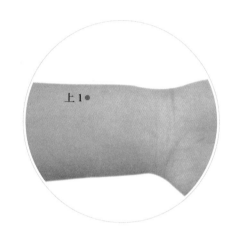

图 9-1　上 1 穴的体表位置

当针尖通过皮肤后，即将针放平，紧贴皮肤表面，沿直线在皮肤下进针到针柄根部（图 9-2）。

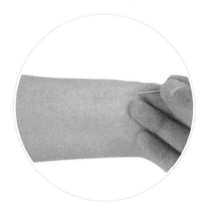
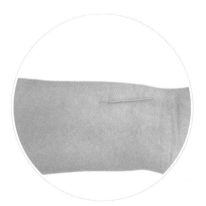

图 9-2　针刺点上 1

进针后将针体放平与皮肤呈 10° 左右贴近皮肤表面，沿皮下进针至针柄根部。进针宜缓慢、松弛，在进针过程中，除针尖通过皮肤时可引起轻微刺痛外，要求不引起患者的酸、麻、胀、重感，否则需要调整进针方向及深浅度。每日针刺 1 次，每次留针 30 分钟。

腹针疗法

○ 处方

中脘、下脘、上风湿点（双侧）（图 9-3）。

中脘：在上腹部，前正中线上，当脐中上 4 寸。

下脘：在上腹部，前正中线上，当脐中上 2 寸。

上风湿点：滑肉门旁开 0.5 寸、再上 0.5 寸。

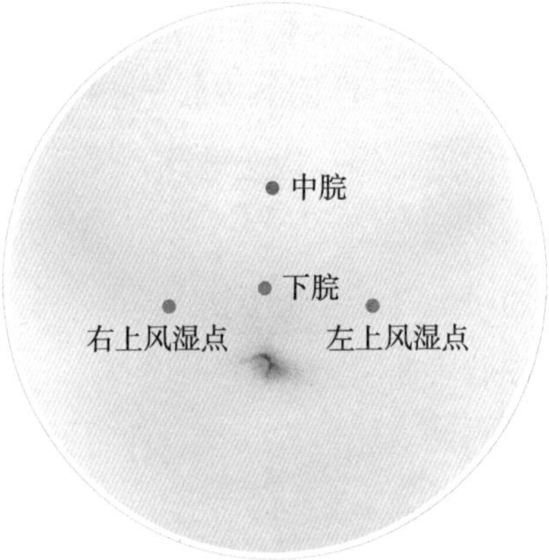

图 9-3　中脘、下脘、上风湿点的体表位置

○ 操作

穴位常规消毒后，根据患者体型选择 0.20~0.25mm×40mm~0.25mm×50mm 规格的毫针，中脘、下脘浅刺，上风湿点中刺，小幅度捻转不提插，得气后留针 30 分钟，然后出针（图 9-4）。

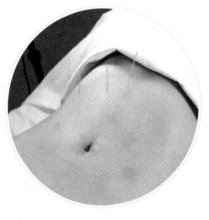

图 9-4　针刺中脘、下脘、上风湿点

失　眠

概述

　　失眠是指以入睡困难，或睡眠时间不足，或睡眠不深，严重时彻夜不眠为主要临床表现的一类病证。睡眠时间、深度的不足主要表现为不能消除疲劳，不能恢复体力与精力，且常伴有醒后神疲乏力、头晕、头痛、心悸健忘及心神不宁等。久治不愈之失眠，可能加重或诱发心悸、胸痹、中风、头痛、眩晕等病证。多见于西医学的神经衰弱、更年期综合征等疾病。

病因病机

　　人之寤寐，由心神控制，而营卫阴阳的正常运行是保证心神调节寤寐的基础。

　　本病多因饮食不节，情志失常，劳倦、思虑过度及病后、年迈体虚等因素，导致心神不安，神不守舍，不能由动转静而致。失眠之病性分虚、实两端。或由心脾两虚，气血不足，心胆气虚，触事易惊，导致心神失养；或为肝郁化火，五志化热，痰热内扰，阴虚火旺，引起心神不安。总属阳盛阴衰，阴阳失交，即阴虚不能纳阳，阳盛不得入阴。其病位主要在心，与肝、脾、肾密切相关。

眼针疗法

○ 处方

　　心区、肝区、肾区（图9-5）。

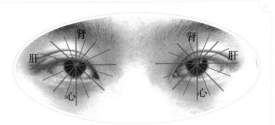

心区：位于 6 区。

肝区：位于 4 区。

肾区：位于 2 区。

图 9-5 心区、肝区、肾区

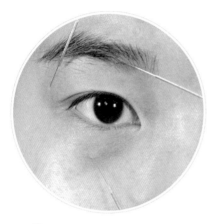

图 9-6 平刺肝区、肾区、心区

⚬ 操作

穴位常规消毒后，选用 0.20mm × 25mm 的毫针，以左手指按压眼球，使眼眶皮肤绷紧，医者持针在距心区、肝区、肾区眼眶内缘 2mm 的穴区部位，进行平刺操作，刺入皮下 0.3~0.5 寸，留针 15~20 分钟。起针时右手拇、食二指缓缓将针拔出，用干棉球按压针孔以防出血（图 9-6）。

腕踝针疗法

进针点选用双侧上 1 穴，若天柱、肩井部有压痛，加患侧上 5。上 1 位于小指侧的尺骨缘前方，用拇指端按压觉凹陷处；上 5 位于腕背部的中央，尺桡骨之间（图 9-7）。

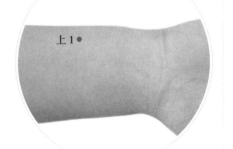

图 9-7 上 1 穴的体表位置

皮肤常规消毒后，用 30~32 号、1.5 寸毫针，针体与皮肤呈 15°，针尖朝向近心端，快速进针。

当针尖通过皮肤后，即将针放平，紧贴皮肤表面，沿直线在皮肤下进针到针柄根部（图 9-8）。

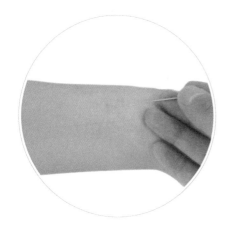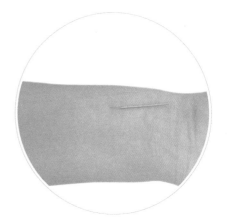

图 9-8　针刺点上 1

进针后将针体放平与皮肤呈 10° 左右贴近皮肤表面，沿皮下进针至针柄根部。进针宜缓慢、松弛，在进针过程中，除针尖通过皮肤时可引起轻微刺痛外，要求不引起患者的酸、麻、胀、重感，否则需要调整进针方向及深浅度。每日针刺 1 次，每次留针 30 分钟。

腹针疗法

处方

主穴：引气归原（中脘、下脘、气海、关元）（图 9-9）。

配穴：商曲、滑肉门、下风湿点、气旁（图 9-10）。

中脘：在上腹部，前正中线上，当脐中上4寸。

下脘：在上腹部，前正中线上，当脐中上2寸。

气海：在下腹部，前正中线上，当脐中下1.5寸。

关元：在下腹部，前正中线上，当脐中下3寸。

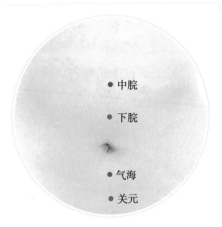

图9-9　引气归原

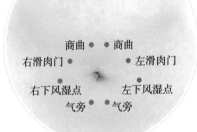

图9-10　商曲、滑肉门、下风湿点、气旁的体表位置

商曲：在上腹部，当脐中上2寸，前正中线旁开0.5寸。

滑肉门：在上腹部，当脐中上1寸，距前正中线2寸。

下风湿点：气海旁开2.5寸。

气旁：气海旁开0.5寸。

○ 操作

穴位常规消毒后，根据患者体型选择0.20~0.25mm×40mm~0.25mm×50mm规格的毫针，对准穴位直刺，中脘、下脘、气海、关元深刺，商曲（双）浅刺，滑肉门（双）、下风湿点（双）、气旁（双）中刺。进针后停留3~5分钟，再轻捻转使局部产生针感，再隔5分钟行针1次加强针感使之向远端扩散。留针30分钟（图9-11）。

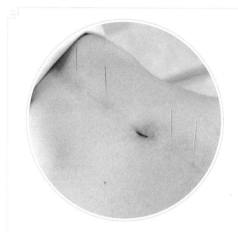 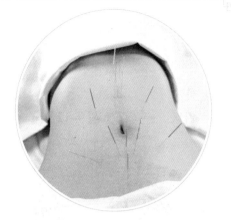

a. 引气归原深刺

b. 商曲（双）浅刺，滑肉门（双）、下风湿点（双）、气旁（双）中刺

图 9-11　针刺引气归原、商曲、滑肉门、下风湿点、气旁

胃　痛

概述

胃痛是指以胃脘部近心窝处疼痛为主要临床表现的一种病证，又称胃脘痛。多见于西医学的急、慢性胃炎，消化性溃疡，胃神经官能症，胃癌等疾病，以及部分肝、胆、胰疾病。

病因病机

胃痛的发生，主要责之于外邪犯胃、饮食伤胃、情志不畅和素体脾胃虚弱等，致胃气郁滞，胃失和降，不通则痛。胃痛与胃、肝、脾关系最为密切。胃痛初发多属实证，病位主要在胃，间可及肝；病久常见虚证，其病位主要在脾；亦有虚实夹杂者，或脾胃同病，或肝脾同病。

眼针疗法

○ **处方**

胃区、中焦区（图9-12）。

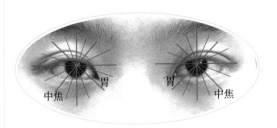

胃区：位于7区。

中焦区：位于5区。

图9-12　胃区、中焦区

○ **操作**

穴位常规消毒后，选用0.20mm×25mm的毫针，以左手指按压眼球，使眼眶皮肤绷紧，医者持针在距胃区、中焦区眼眶内缘2mm的穴区部位，沿眶外横刺，刺入真皮，达至皮下组织，进针0.3~0.5寸，保持针体处于该穴区内，静置留针15分钟。起针时右手拇、食二指缓缓将针拔出，用干棉球按压针孔以防出血（图9-13）。

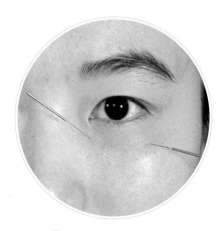

图9-13　平刺胃区、中焦

腕踝针疗法

进针点多选取患侧下1。下1位于靠跟腱内缘（图9-14）。

针尖指向病端，用30号、2寸不锈钢毫针，病人取坐位，前臂放松。用75%酒精消毒针体与皮肤，以针与皮肤呈30°，快速进入皮下。

当针尖通过皮肤后，即将针放平，紧贴皮肤表面，沿直线在皮肤下进针到针柄根部（图9-15）。

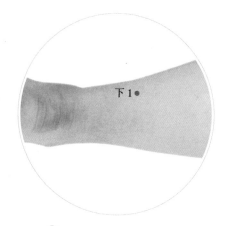

图 9-14　下1穴的体表位置

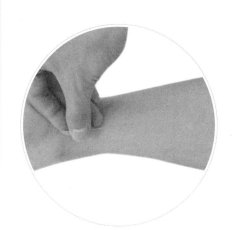

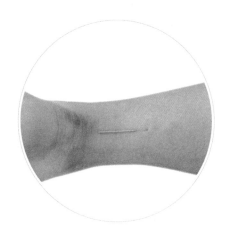

图 9-15　针刺点下1

然后将针体放平，沿皮下浅层刺入1.5寸，针下需松软，无阻滞感，若病人有痛、麻、胀、沉感，说明进针过深，重新调整，直至患者活动有轻松感为止。

腹针疗法

○ 处方

引气归原（中脘、下脘、气海、关元）、天枢（双侧）、大横（左）（图9-16）。

中脘：在上腹部，前正中线上，当脐中上4寸。

下脘：在上腹部，前正中线上，当脐中上2寸。

气海：在下腹部，前正中线上，当脐中下1.5寸。

关元：在下腹部，前正中线上，当脐中下3寸。

天枢：在腹中部，距脐中两寸。

大横：仰卧，在腹中部，脐中旁开4寸。

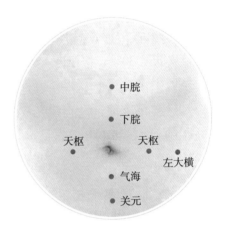

图9-16　引气归原、天枢、大横的体表位置

○ 操作

穴位常规消毒后，根据患者体型选择0.20~0.25mm×40mm~0.25mm×50mm规格的毫针，按中脘、下脘、气海、关元、天枢（左）、天枢（右）、大横（左）顺序进针，其中中脘、下脘、气海、关元四穴深刺，天枢（双侧）、大横（左）中刺，采用捻转法得气后，留针30分钟，然后出针（图9-17）。

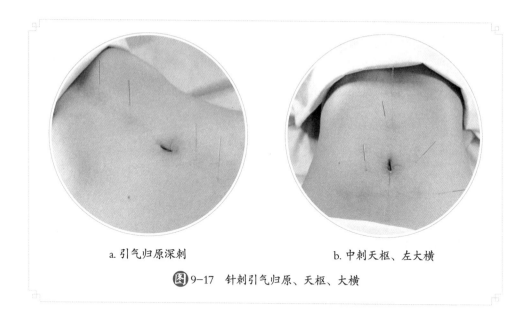

a. 引气归原深刺　　　　　b. 中刺天枢、左大横

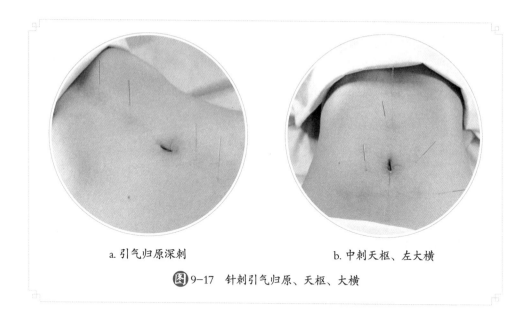 9-17　针刺引气归原、天枢、大横

面　瘫

概述

面瘫是以口、眼向一侧歪斜为主要表现的病证，俗称口眼歪斜，任何年龄均可发病，多见于冬季和夏季。发病急速，一侧面部肌肉板滞、麻木、瘫痪，额纹消失，眼裂变大，露睛流泪，鼻唇沟变浅，口角下垂歪向健侧，病侧不能皱眉、蹙额、闭目、露齿、鼓颊；部分患者初起时有耳后疼痛，还可出现患侧舌前 2/3 味觉减退或消失，听觉过敏等症。无半身不遂、神志不清等症状。常见于周围性面神经麻痹、周围性面神经炎。

病因病机

本病多由劳作过度，机体正气不足，卫外不固，络脉空虚，风寒风热之邪，乘虚侵袭面部经络，以致气血痹阻，经筋功能失调，肌肉纵缓不收而成。

面瘫包括眼部和口颊部筋肉症状，由于足太阳经筋为"目上冈"，足阳明经筋为"目下冈"，故眼睑不能闭合责之于足太阳和足阳明经筋功能失调；口颊部主要为手太阳和手、足阳明经筋所主，因此，口歪主要系该三条经筋功能失调所致。

眼针疗法

○ 处方

上焦区、肺区（图9-18）。

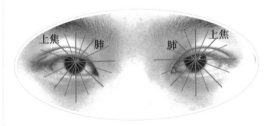

图 9-18　上焦区、肺区

上焦区：位于3区。
肺区：位于1区。

○ 操作

穴位常规消毒后，选用0.20mm×25 mm的毫针，选穴上焦区、肺区，用左手指固定眼球，并使眼眶内侧皮肤绷紧，右手持针，与皮肤约成15°，平刺法针刺上焦区及肺区0.3~0.5寸，一般不用手法。如针后无得气感，可稍提针，重新调整方向再刺，静置留针20分钟。起针时右手拇、食二指缓缓将针拔出，用干棉球按压针孔以防出血（图9-19）。

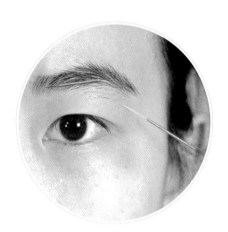

图 9-19　平刺上焦区、肺区

腕踝针疗法

进针点取患侧上 1、上 4 穴。上 1 位于小指侧的尺骨缘前方，用拇指端按压觉凹陷处；上 4 位于手掌向内，在拇指侧的桡骨缘上（图 9-20）。

选用 0.25mm×40mm 的一次性针灸针，选定相应进针点后，进行皮肤常规消毒，针向朝上，与皮肤呈 15°~30° 刺进皮下，针体贴近皮肤表面，将针循纵轴沿皮下浅表层刺入 1.4 寸。

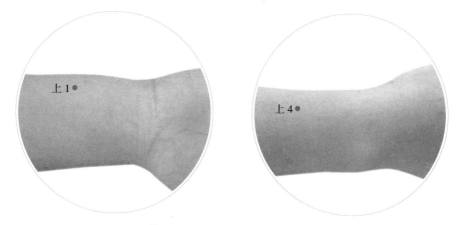

图 9-20　上 1、上 4 穴的体表位置

当针尖通过皮肤后，即将针放平，紧贴皮肤表面，沿直线在皮肤下进针到针柄根部（图 9-21）。

进针后没有酸、麻、胀、痛等感觉，如有痛感，则针刺太浅，如有酸、麻、胀，则针刺太深，应将针退至皮下，重新调整方向与角度后再行刺入，留针 30 分钟。

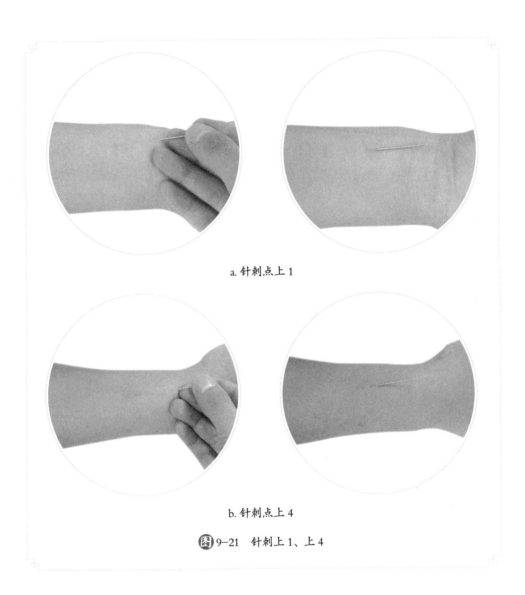

a. 针刺点上 1

b. 针刺点上 4

图 9–21　针刺上 1、上 4

腹针疗法

处方

急性期：中脘、水分、上风湿点（图 9–22）。

恢复期：引气归原（中脘、下脘、气海、关元）、滑肉门、大横（图 9–23）。

水分：在上腹部，前正中线上，当脐中上 1 寸。

上风湿点：滑肉门旁开 0.5 寸、再上 0.5 寸。

中脘：在上腹部，前正中线上，当脐中上 4 寸。

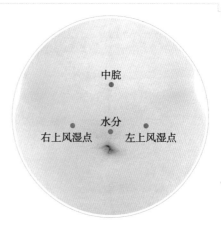

图 9-22　中脘、水分、上风湿点的体表位置

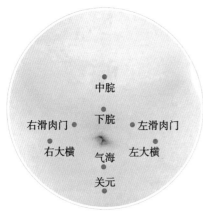

图 9-23　引气归原、滑肉门、大横的体表位置

下脘：在上腹部，前正中线上，当脐中上 2 寸。

气海：在下腹部，前正中线上，当脐中下 1.5 寸。

关元：在下腹部，前正中线上，当脐中下 3 寸。

滑肉门：在上腹部，当脐中上 1 寸，距前正中线 2 寸。

大横：仰卧，在腹中部，脐中旁开 4 寸。

○ 操作

穴位常规消毒后，根据患者体型选择 0.20~0.25mm × 40mm~0.25mm × 50mm 规格的毫针，急性期中脘穴浅刺，水分、上风湿点中刺；恢复期引气归原四穴深刺，滑肉门（双侧）、大横（双侧）中刺。轻捻转不提插，均留针 30 分钟，然后出针（图 9-24~ 图 9-25）。

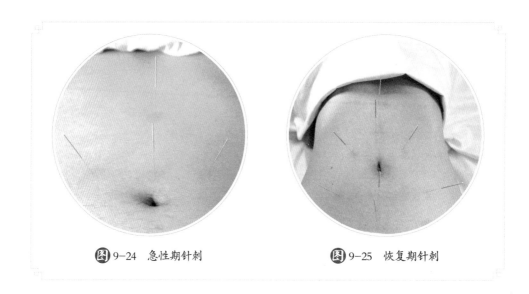

图 9-24　急性期针刺　　　　图 9-25　恢复期针刺

眩　晕

概述

　　眩是眼花或眼前发黑，晕是头晕甚或感觉自身或外界景物旋转，眩晕是指经常同时并见上述症状为主要临床表现的一种病证。轻者闭目即止，重者如坐车船，旋转不定，不能站立，或伴有恶心、呕吐、汗出，甚则昏倒等症状。多见于西医学的高血压、低血压、脑动脉硬化、椎－基底动脉供血不足、梅尼埃综合征、贫血及神经衰弱等疾病。

病因病机

　　眩晕的病因，主要有情志不遂、饮食不节、体虚年高、跌仆外伤等多方面，或痰浊壅遏，化火上蒙；或肝风内动，上扰头目；或髓海不足，脑失所养，而形成眩晕。眩晕之病位在头窍，与肝、脾、肾三脏有关。眩晕之病性不外虚实两端，虚者为肝肾不足，髓海空虚或气虚血亏，清窍失养；实者为风、痰、火、瘀上扰清空，临床以虚证或虚实夹杂者较为常见。

眼针疗法

○ 处方

实证：脾区、肝区、上焦区（图9-26）。

脾区：位于7区。
肝区：位于4区。
上焦区：位于3区。

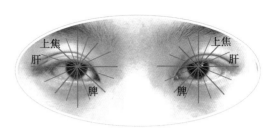

图9-26 脾区、肝区、上焦区

虚证：心区、脾区、肾区、上焦区（图9-27）。

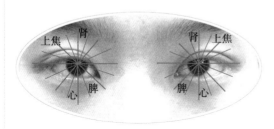

图9-27 心区、脾区、肾区、上焦区

心区：位于6区。
脾区：位于7区。
肾区：位于2区。
上焦区：位于3区。

○ 操作

选用0.20mm×25mm的毫针，以左手指按压眼球，使眼眶皮肤绷紧，医者持针在距上述穴区眼眶内缘2mm的穴区部位，进行平刺操作，刺入真皮，达至皮下组织，进针0.3~0.5寸，保持针体处于该穴区内，静置留针10~20分钟。起针时右手拇、食二指缓缓将针拔出，用干棉球按压针孔以防出血（图9-28~图9-29）。

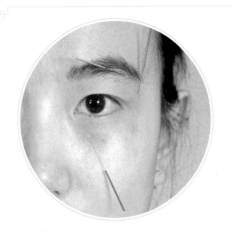

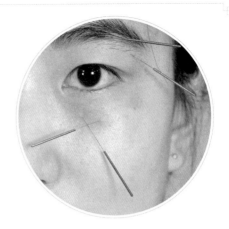

图9-28 平刺上焦、肝区、脾区 　　图9-29 平刺上焦、心区、脾区、肾区

腕踝针疗法

进针点取双侧上5穴。上5位于腕背部的中央，尺桡骨之间，即外关穴（图9-30）。

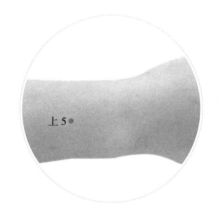

图9-30 上5穴的体表位置

选用0.25mm×40mm的一次性针灸针，选定相应进针点后，进行皮肤常规消毒，针向朝上，与皮肤呈15°~30°刺进皮下，针体贴近皮肤表面，将针循纵轴沿皮下浅表层刺入1.4寸。

当针尖通过皮肤后，即将针放平，紧贴皮肤表面，沿直线在皮肤下进针到针柄根部（图9-31）。

进针后没有酸、麻、胀、痛等感觉，如有痛感，则针刺太浅，如有酸、麻、胀，则针刺太深，应将针退至皮下，重新调整方向与角度后再行刺入，留针30分钟。

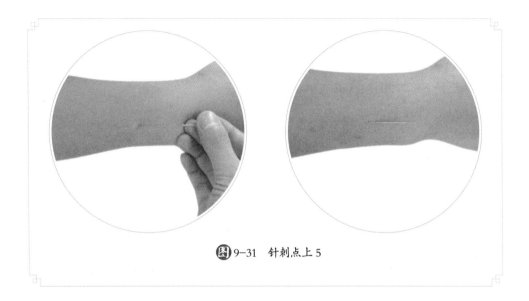

图 9-31　针刺点上 5

腹针疗法

处方

引气归原针（中脘、下脘、气海、关元）、商曲、滑肉门、气旁（图9-32）。

中脘：在上腹部，前正中线上，当脐中上4寸。

下脘：在上腹部，前正中线上，当脐中上2寸。

气海：在下腹部，前正中线上，当脐中下1.5寸。

关元：在下腹部，前正中线上，当脐中下3寸。

商曲：在上腹部，当脐中上2寸，前正中线旁开0.5寸。

滑肉门：在上腹部，当脐中上1寸，距前正中线2寸。

气旁：气海旁开0.5寸。

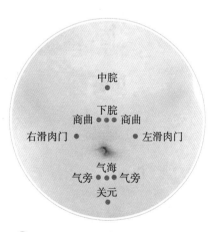

图 9-32　引气归原、商曲、滑肉门、气旁的体表位置

151

🌀 操作

　　穴位常规消毒后，根据患者
体型选择 0.20~0.25mm×40mm~
0.25mm×50mm 规格的毫针，引气
归原四穴深刺，商曲（双）、滑肉门
（双）、气旁（双）三穴中刺，刺入
后小幅度捻转不提插，留针 30 分钟，
然后出针（图 9–33）。

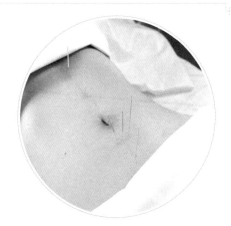

a. 引气归原深刺、气旁中刺

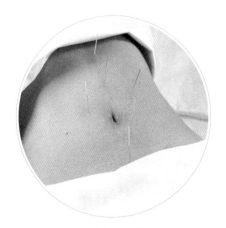

b. 滑肉门中刺

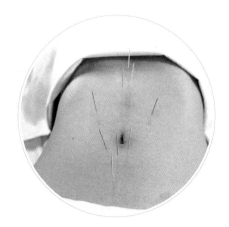

c. 商曲中刺

🔲 9–33　针刺引气归原、气旁、商曲、滑肉门

便 秘

(概)(述)

便秘是指以大便秘结，排便周期延长；或周期不长，但粪质干结，排出艰难；或虽有便意，而排便不畅为主要临床表现的一种病证。多见于西医学的功能性便秘、肠道激惹综合征、肠炎恢复期、直肠及肛门疾病、药物性便秘等疾病。

(病)(因)(病)(机)

便秘的病因责之于饮食不节、情志失调、外邪犯胃、禀赋不足等，导致燥热内结，或气滞不行，或阴寒凝滞，或气血阴阳不足等，引起肠道传导失司。便秘之病位在大肠，同时与肺、脾、胃、肝、肾密切相关。

眼针疗法

○ 处方

大肠区、下焦区（图9-34）。

大肠区：位于1区。
下焦区：位于8区。

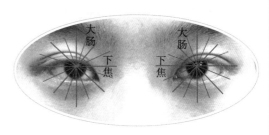

图9-34 大肠区、下焦区

○ 操作

患者坐位或仰卧位，嘱患者闭目。穴位常规消毒后，于大肠区、下焦区穴内，使用点穴棒、三棱针或毫针针尾，按压眼眶内缘，以局部产生酸、麻、胀感为度，每穴持续按压5~10分钟（图9-35）。

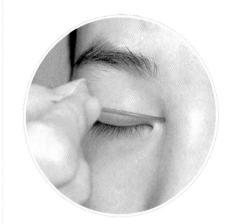
a. 按压下焦区

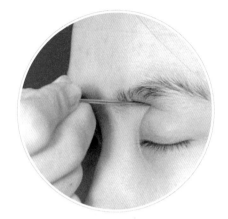
b. 按压大肠区

图9-35　按压下焦区、大肠区

腕踝针疗法

进针点取双侧下6，若下腹有压痛，并能摸到乙状结肠有粪便块，加下2穴。下2穴位于内侧面中央，靠胫骨后缘；下6穴位于靠跟腱外缘（图9-36）。

选用0.25mm×40mm的毫针，常规消毒，使针与皮肤呈30°快速进针。

当针尖通过皮肤后，即将针放平，紧贴皮肤表面，沿直线在皮肤下进针到针柄根部（图9-37）。

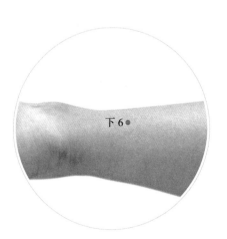

下6●

图9-36　下6穴的体表位置

进针后小心地将针退至皮下，将针放平使之与皮肤呈 5°~15°，然后沿皮下组织表浅地刺入一定深度。针刺完成后嘱病人活动下肢，要求针刺部位无感觉，若有需重新调针使之达到无感觉的要求。留针 30~60 分钟。

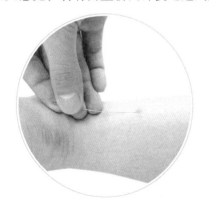
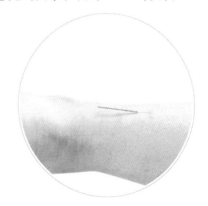

图 9-37　针刺点下 6

腹针疗法

处方

引气归原针（中脘、下脘、关元、气海）、天枢（图 9-38）。

中脘：在上腹部，前正中线上，当脐中上 4 寸。

下脘：在上腹部，前正中线上，当脐中上 2 寸。

气海：在下腹部，前正中线上，当脐中下 1.5 寸。

关元：在下腹部，前正中线上，当脐中下 3 寸。

天枢：在腹中部，距脐中两寸。

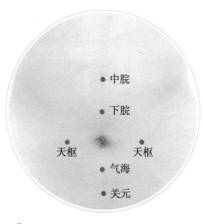

图 9-38　引气归原、天枢的体表位置

⊙ **操作**

穴位常规消毒后，根据患者体型选择 0.20~0.25mm×40mm~0.25mm×50mm 规格的毫针，将针刺入穴位，引气归原穴组、天枢穴均应深刺，再捻转使局部产生针感，每隔 5 分钟行针 1 次加强针感，使之向四周或远处扩散，留针 30 分钟，然后出针（图 9-39）。

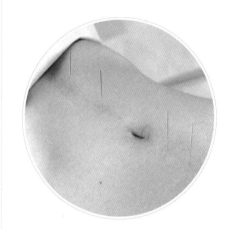
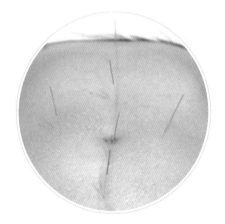

a. 引气归原穴深刺　　　　　　　　b. 天枢穴深刺

图 9-39　针刺引气归原穴、天枢穴

肥胖症

概述

肥胖症是指由于能量摄入超过消耗，导致体内脂肪贮积过多，体重超常，分为单纯性和继发性两类。不伴有器质性疾病的均匀性肥胖（肥胖所致的并发症例外）称为单纯性肥胖，约占肥胖病人总数 95%；由其他疾病（如继发于下丘脑及垂体病、胰岛病及甲状腺功能低下等的肥胖）引起者称为继发性肥胖，约占 5%。肥胖症的发生与遗传因素、社会环境因素、心理因素及运动因素等有关。可见于任何年龄，但多见于 40~50 岁的中壮年。中医称本病为"肥""肥胖"等。

目前单纯性肥胖的诊断主要运用体质指数（BMI）来衡量，其计算方法为体重（kg）/ 身高（m^2），在我国依据国人种属及形体不同，设定的诊断标准为 24~27 kg/m^2 为超重，超过 27 kg/m^2 为肥胖。此外男性腰围 ≥ 85cm，女性 ≥ 80cm 为腹型肥胖。

病因病机

肥胖多由先天禀赋、年老体弱、过食肥甘、情志失调、缺乏运动等原因，导致气虚阳衰、痰湿瘀滞而形成。其发生主要与脾胃蕴热或脾胃俱虚等关系密切，与肝肾亦有关。先天禀赋，或年老真元不足，肾阳虚衰，水液失于蒸腾气化，致血行迟缓，水湿内停，而成肥胖；或饮食不节，过食肥甘，脾胃蕴热，而又少劳多逸，或情志失调，脾失健运，饮食精微失于所用，输布失常，蓄积体内，化为水湿和膏脂，潴留于皮里膜外而致肥胖。缺乏运动引起气血不畅，津液不布，水湿痰浊内停而引起。病性属本虚标实之候。本虚多为脾肾气虚，标实为痰湿膏脂内停，临床常有偏于本虚及标实之不同。

腹针疗法

◯ 处方

引气归原（中脘、下脘、气海、关元）、腹四关穴（滑肉门、外陵）、大横（图 9-40）。

中脘：在上腹部，前正中线上，当脐中上4寸。

下脘：在上腹部，前正中线上，当脐中上2寸。

气海：在下腹部，前正中线上，当脐中下1.5寸。

关元：在下腹部，前正中线上，当脐中下3寸。

滑肉门：在上腹部，当脐中上1寸，距前正中线2寸。

外陵：在下腹部，脐中下1寸，前正中线旁开2寸。

大横：仰卧，在腹中部，脐中旁开4寸。

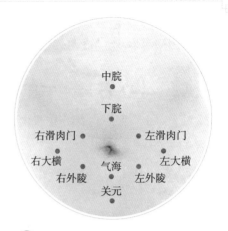

图9-40　引气归原、腹四关、大横的体表位置

◯ 操作

穴位常规消毒后，根据患者体型选择0.20~0.25mm×40mm~0.25mm×50mm规格的毫针，直刺上述各穴，引气归原穴组中中脘、下脘浅刺，气海、关元深刺；滑肉门、外陵、大横中刺。小幅度捻转后留针30分钟，然后出针（图9-41）。

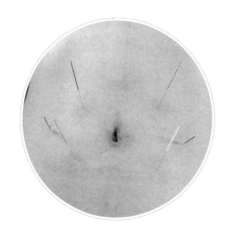

a. 中刺腹四关、大横

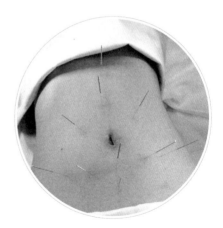

b. 中脘、下脘浅刺，气海、关元深刺

图9-41　针刺引气归原、腹四关、大横

第十章

妇儿病证

痛 经

概述

　　妇女正值经期或经行前后出现周期性小腹疼痛或痛引腰骶，甚至剧痛晕厥者，称为痛经。经前或经后第一、第二天，小腹轻微胀痛，不影响工作、生活者不属病态。多见于西医学的功能性痛经、子宫内膜异位症、子宫腺肌症、盆腔炎、子宫发育异常、子宫过度前曲或后倾、宫颈狭窄等疾病。

病因病机

　　痛经有情志所伤、起居不慎、六淫伤害等不同致病因素。在经期、经期前后特殊的生理环境，受到上述致病因素的影响，导致冲任瘀阻或寒凝经脉，使气血运行不畅，胞宫气血流通受阻，"不通则痛"；或冲任胞宫失于煦濡，"不荣则痛"。其病位主要在冲任二脉、胞宫，与肝肾有关。病性有实有虚。虚者，主要因气血亏虚，肝肾亏损而起；实者主要由气血瘀滞、寒湿凝滞、肝郁湿热所致。

【眼针疗法】

○ **处方**

　　肝区、肾区、下焦区（图 10-1）。

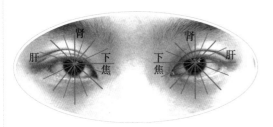

肝区：位于 4 区。

肾区：位于 2 区。

下焦区：位于 8 区。

图 10-1　肝区、肾区、下焦区

○ **操作**

　　穴位常规消毒后，选用 0.20mm×25mm 的毫针，以左手指按压眼球，使眼眶皮肤绷紧，医者持针在距肝区、肾区眼眶内缘 2mm 的穴区部位，进行平刺操作，刺入真皮，达至皮下组织，进针 0.5 寸，保持针体处于该穴区内；紧贴眼眶内缘将针垂直刺入下焦区 0.2~0.5 寸，静置留针 15 分钟。起针时右手拇、食二指缓缓将针拔出，用干棉球按压针孔以防出血（图 10-2）。

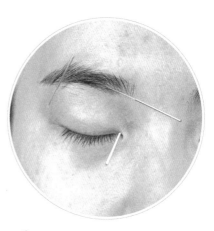

图 10-2　针刺下焦区、肝区、肾区

腕踝针疗法

进针点取双侧下1穴。下1穴位于靠跟腱内缘（图10-3）。

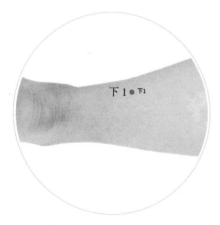

常规消毒，取0.25mm×25mm毫针，医者左手固定皮肤，右手拇指、食指、中指持针以30°进针，进入皮下后，将针放平，紧贴皮肤向上推进，直至针身全部推进皮肤，以针下松软无阻力为要。

当针尖通过皮肤后，即将针放平，紧贴皮肤表面，沿直线在皮肤下进针到针柄根部（图10-4）。

图 10-3　下1穴的体表位置

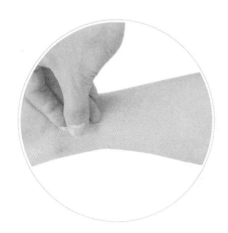
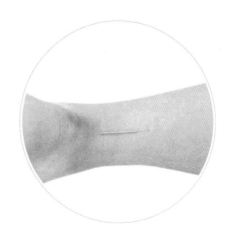

图 10-4　针刺点下1

患者活动踝关节，应无酸、麻、胀痛感，否则需调整进针方向和深浅度。弯曲针柄，以胶布固定，可留针24小时。依据症状缓解情况决定是否再次留针。

腹针疗法

○ 处方

引气归原（中脘、下脘、气海、关元）、下风湿点、水道（图10-5）。

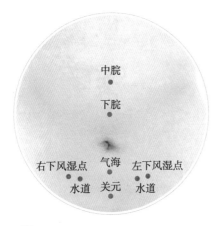

中脘：在上腹部，前正中线上，当脐中上4寸。

下脘：在上腹部，前正中线上，当脐中上2寸。

气海：在下腹部，前正中线上，当脐中下1.5寸。

关元：在下腹部，前正中线上，当脐中下3寸。

下风湿点：气海旁开2.5寸。

水道：在下腹部，当脐中下3寸，距前中线2寸。

图 10-5　引气归原、下风湿点、水道的体表位置

○ 操作

穴位常规消毒后，根据患者体型选择 0.20~0.25mm×40mm~0.25mm×50mm 规格的毫针迅速刺入皮下，引气归原四穴深刺，下风湿点、水道中刺，小幅度捻转后留针30分钟，然后出针（图10-6）。

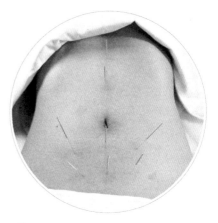

图 10-6　针刺引气归原、下风湿点、水道

闭　经

概述

　　闭经是指女子年逾 16 周岁月经尚未来潮，或正常月经周期建立后又停闭 6 个月以上者，前者称原发性闭经，后者称继发性闭经。多见于西医学中因下生殖道、子宫、卵巢、垂体、下丘脑及中枢神经等部位病变引起者，也有因肾上腺或全身性疾病而引起的闭经。

病因病机

　　闭经的原因归纳起来可分为虚实两类。虚者，多因禀赋薄弱，肾气未充，后天肝肾亏损，气血虚弱及阴虚血燥，导致精血匮乏，冲任不足，血海空虚，经水无源以下而致；实者，多为气滞血瘀，或痰湿阻滞及寒凝血滞，冲任、胞脉阻滞，经血不得下行而成。

眼针疗法

　　处方

　　引气归原（中脘、下脘、气海、关元）、气穴、水道（图 10-7）。

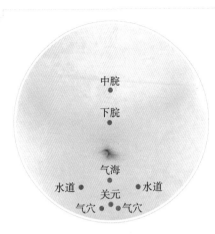

图10-7 引气归原、气穴、水道的体表位置

中脘：在上腹部，前正中线上，当脐中上4寸。

下脘：在上腹部，前正中线上，当脐中上2寸。

气海：在下腹部，前正中线上，当脐中下1.5寸。

关元：在下腹部，前正中线上，当脐中下3寸。

气穴：在下腹部，当脐中下3寸，前正中线旁开0.5寸。

水道：在下腹部，当脐中下3寸，距前中线2寸。

◯ 操作

各腧穴常规消毒后，根据患者体型选择0.20~0.25mm×40mm~0.25mm×50mm规格的毫针迅速刺入皮下，然后缓慢进针到地部，当手下有轻微阻力时停针，不用提插捻转等其他针刺手法，留针30分钟，然后出针（图10-8）。

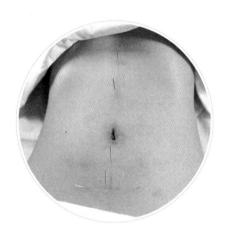

图10-8 深刺各穴

腕踝针疗法

进针点取双侧下1穴。下1位于靠跟腱内缘（图10-9）。

常规消毒，取0.25mm×25mm毫针，医者左手固定皮肤，右手拇指、食指、中指持针以 30° 进针,进入皮下后,将针放平,紧贴皮肤向上推进,直至针身全部推进皮肤,以针下松软无阻力为要。

当针尖通过皮肤后,即将针放平,紧贴皮肤表面,沿直线在皮肤下进针到针柄根部(图 10-10)。

患者活动踝关节,应无酸、麻、胀痛感,否则需调整进针方向和深浅度。留针 40 分钟,依据症状缓解情况决定是否再次留针。

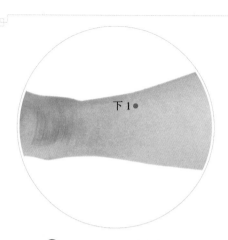

图 10-9 下 1 穴的体表位置

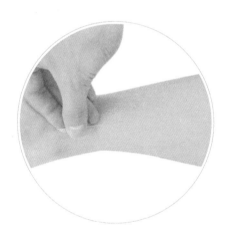

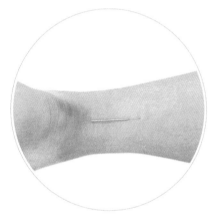

图 10-10 针刺点下 1

月经不调

月经不调是指以月经的周期、经期、经量发生异常改变为主证，或伴有经色、经质异常的一种疾病。主要包括月经先期、月经后期、月经先后无定期、月经过多、月经过少、经期延长及经间期出血。相当于西医学的功能失调性子宫出血。

病因病机

月经先期多因气虚或血热引起，气虚血失统摄，冲任不固；或火热炽盛，伤及冲任、胞宫，血海不宁，而致经血先期而行。

月经后期的发生有虚实之不同。虚者多因阴血不足，或肾精亏虚，使冲任不充，血海不能如期满溢而致；实者多因血寒、气滞等导致血行不畅，冲任受阻，血海不能按时满盈，而使月经错后。

月经先后无定期多因肝之疏泄失常，肾之封藏失守，冲任失调，血海蓄溢失常所致。

腹针疗法

处方

主穴：引气归原（中脘、下脘、关元、气海）、水道、中极、归来。

配穴：月经先期加大横；月经后期加外陵；月经先后无定期加滑肉门、外陵（图10-11）。

中脘：在上腹部，前正中线上，当脐中上 4 寸。

下脘：在上腹部，前正中线上，当脐中上 2 寸。

气海：在下腹部，前正中线上，当脐中下 1.5 寸。

关元：在下腹部，前正中线上，当脐中下 3 寸。

中极：在下腹部，前正中线上，当脐中下 4 寸。

归来：在下腹部，当脐中下 4 寸，距前正中线 2 寸。

水道：在下腹部，当脐中下 3 寸，距前中线 2 寸。

大横：仰卧，在腹中部，脐中旁开 4 寸。

外陵：在下腹部，脐中下 1 寸，前正中线旁开 2 寸。

滑肉门：在上腹部，当脐中上 1 寸，距前正中线 2 寸。

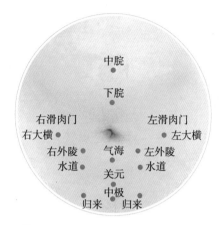

图 10-11　引气归原、水道、中极、归来、大横、外陵、滑肉门的体表位置

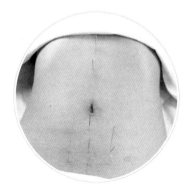

图 10-12　针刺各穴

◔ 操作

穴位常规消毒后，根据患者体型选择 0.20~0.25mm × 40mm~0.25mm × 50mm 规格的毫针，按腹针的标准化取穴，主穴深刺，配穴大横中刺，滑肉门、外陵浅刺。留针 30 分钟后出针（图 10-12）。

腕踝针疗法

进针点取双侧下1、下6穴。下1位于靠跟腱内缘；下6位于靠跟腱外缘（图10-13）。

常规消毒，取0.25mm×25mm毫针，医者左手固定皮肤，右手拇指、食指、中指持针以30°进针，进入皮下后，将针放平，紧贴皮肤向上推进，直至针身全部推进皮肤，以针下松软无阻力为要。

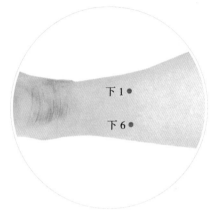

图 10-13 下1、下6穴的体表位置

当针尖通过皮肤后，即将针放平，紧贴皮肤表面，沿直线在皮肤下进针到针柄根部（图10-14）。

患者活动踝关节，应无酸、麻、胀痛感，否则需调整进针方向和深浅度。留针1小时，依据症状缓解情况决定是否再次留针。

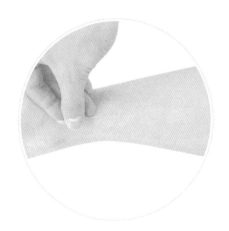

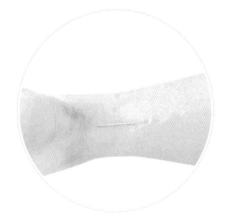

a. 针刺点下1

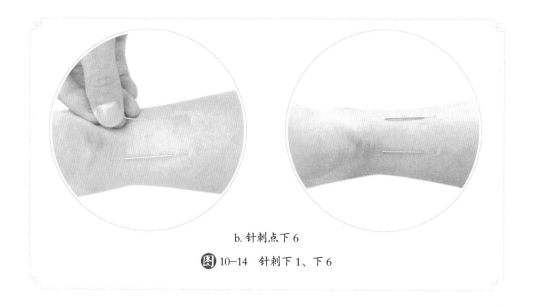

b. 针刺点下 6

图 10-14　针刺下 1、下 6

带　下

概述

　　带下是指带下量增多，色、质、气味异常，外阴、阴道肿痛或瘙痒，或伴全身症状的一种疾病。多见于西医学的阴道炎、宫颈炎、盆腔炎等疾病，也可由内分泌失调，宫颈宫体肿瘤等引起。

病因病机

　　带下病的发生，主要是因湿邪伤及任带二脉，使任脉不固，带脉失约所致。湿有内外之别，如脾虚运化失职，肾虚水失温化，致肝郁克脾，水湿不得运化，即可产生内湿；若久居湿地，或冒雨涉水，或不洁性交，则可感受外湿。

腹针疗法

○ 处方

腹四关穴（滑肉门、外陵）、大横、带脉（图 10-15）。

滑肉门：在上腹部，当脐中上 1 寸，距前正中线 2 寸。

外陵：在下腹部，脐中下 1 寸，前正中线旁开 2 寸。

大横：仰卧，在腹中部，脐中旁开 4 寸。

带脉：在侧腹部，章门下 1.8 寸，当第 11 肋骨游离端下方垂线与脐水平线的交点上。

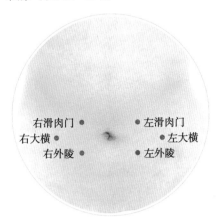

右滑肉门 ●   ● 左滑肉门
右大横 ●   ● 左大横
右外陵 ●   ● 左外陵

图 10-15 腹四关、大横的体表位置

○ 操作

穴位常规消毒后，根据患者体型选择 0.20~0.25mm×40mm~0.25mm×50mm 规格的毫针，腹四关穴及大横按照腹针的操作规范进行操作，其中腹四关穴中刺，双侧大横深刺。只捻转不提插。带脉根据患者体型直刺或向下斜刺 1~1.5 寸，捻转法得气后，行平补平泻手法留针 30 分钟后出针（图 10-16）。

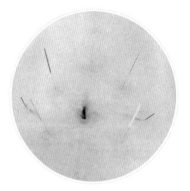

a. 深刺大横、腹四关中刺

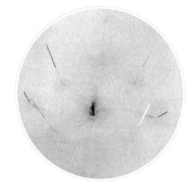

b. 带脉向下斜刺

图 10-16 针刺腹四关、大横、带脉

腕踝针疗法

进针点取双侧下1穴。下1穴位于靠跟腱内缘（图10-17）。

常规消毒，取0.25mm×25mm毫针，医者左手固定皮肤，右手拇指、食指、中指持针以30°进针，进入皮下后，将针放平，紧贴皮肤向上推进，直至针身全部推进皮肤，以针下松软无阻力为要（图10-18）。

患者活动踝关节，应无酸、麻、胀痛感，否则需调整进针方向和深

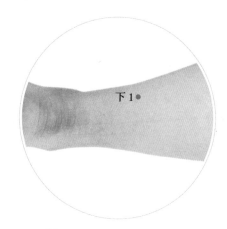

图10-17　下1穴的体表位置

浅度。弯曲针柄，以胶布固定，可留针24小时。依据症状缓解情况决定是否再次留针。

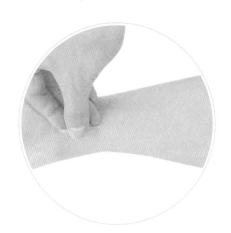

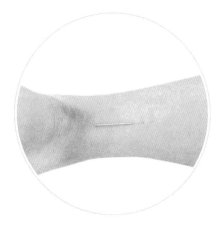

图10-18　针刺点下1

小儿消化不良

（概）（述）

　　消化不良是小儿时期最常见的一种消化道疾病，主要症状为腹胀、上腹痛、早饱、嗳气、上腹灼热感等，常伴有发烧、呕吐、腹泻、食欲下降及哭叫不安等现象。多见于西医学由胃动力障碍所引起的疾病，也包括胃蠕动不好的胃轻瘫和食道反流病。

（病）（因）（病）（机）

　　小儿消化不良多因小儿脏腑娇嫩，脾胃功能尚未健全，加之喂养不当，引起胃肠功能紊乱，导致消化不良。其病位主要在脾胃，常涉及肝。

腹针疗法

○ **处方**

　　引气归原（中脘、下脘、气海、关元）（图 10-19）。

　　中脘：在上腹部，前正中线上，当脐中上 4 寸。

　　下脘：在上腹部，前正中线上，当脐中上 2 寸。

　　气海：在下腹部，前正中线上，当脐中下 1.5 寸。

　　关元：在下腹部，前正中线上，当脐中下 3 寸。

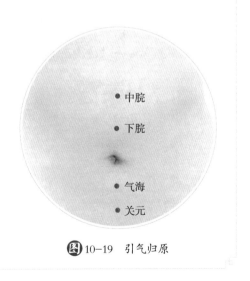

● 中脘

● 下脘

● 气海

● 关元

图 10-19　引气归原

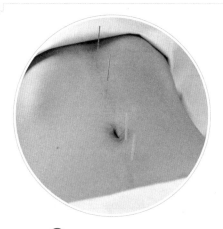

图 10-20　引气归原浅刺

◉ 操作

腧穴常规消毒后，根据患者体型选择 0.20~0.25mm × 40mm~0.25mm × 50mm 规格的毫针，引气归原四穴均按照腹针要求浅刺，轻捻转或不做手法，根据患儿情况可留针 10~20 分钟或不留针（图 10-20）。

腕踝针疗法

进针点取双侧上 1，若天柱、肩井有压痛，加患侧上 5。上 1 位于小指侧的尺骨缘前方，用拇指端按压觉凹陷处；上 5 位于腕背横纹上二横指处，腕背的中央，即外关穴（图 10-21）。

皮肤常规消毒后，用 30~32 号、1.5 寸毫针，针体与皮肤呈 15°，针尖朝向近心端，快速进针。

当针尖通过皮肤后，即将针放平，紧贴皮肤表面，沿直线在皮肤下进针到针柄根部（图 10-22）。

进针后将针体放平与皮肤呈 10° 左右贴近皮肤表面，沿皮下进针至针柄

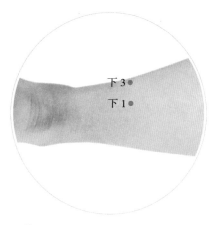

图 10-21　下 1、下 2 穴的体表位置

下 3
下 1

根部。进针宜缓慢、松弛，在进针过程中，除针尖通过皮肤时可引起轻微刺痛外，要求不引起患者的酸、麻、胀、重感，否则需要调整进针方向及深浅度。每日针刺 1 次，每次留针 30 分钟。

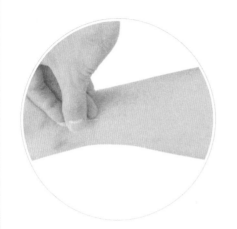

a. 针刺点下 1

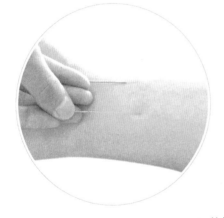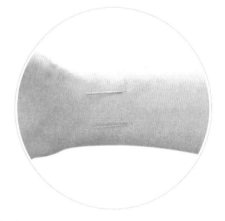

b. 针刺点下 2

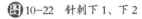

图 10-22　针刺下 1、下 2